Une danse *borderline*

Petite psychothérapie romancée
d'une personnalité limite

Groupe Eyrolles
61, bd Saint-Germain
75240 Paris Cedex 05

www.editions-eyrolles.com

Laurie Hawkes est psychologue clinicienne et psychopraticienne, co-fondatrice de l'EAT (École d'analyse transactionnelle) au sein de laquelle elle enseigne. Elle pratique une psychothérapie relationnelle basée sur l'Analyse Transactionnelle et la Gestalt.

Avec la collaboration de Charline Malaval

© Groupe Eyrolles, 2012
ISBN : 978-2-212-55435-9

Laurie Hawkes

Une danse *borderline*

Petite psychothérapie romancée
d'une personnalité limite

EYROLLES

Daniel Ravon, *Apprivoiser ses émotions*
Alain Samson, *La chance tu provoqueras*
Alain Samson, *Développer sa résilience*

*Dans la collection « Les chemins de l'inconscient »,
dirigée par Saverio Tomasella :*

Christine Hardy, Laurence Schifrine, Saverio Tomasella,
Habiter son corps
Martine Mingant, *Vivre pleinement l'instant*
Gilles Pho, Saverio Tomasella, *Vivre en relation*
Catherine Podguszer, Saverio Tomasella, *Personne n'est parfait !*
Saverio Tomasella, *Oser s'aimer*
Saverio Tomasella, *Le sentiment d'abandon*
Saverio Tomasella, *Les amours impossibles*

*Dans la collection « Communication consciente »,
dirigée par Christophe Carré :*

Christophe Carré, *Obtenir sans punir*
Pierre Raynaud, *Arrêter de se faire des films*

Dans la collection « Histoires de divan »

Laurie Hawkes, *Une danse borderline*

Remerciements

Merci à mes éditrices, Stéphanie Ricordel, qui a accompagné et guidé la naissance de cet ouvrage en laissant libre cours à mon imagination et en faisant confiance à ce projet original, et Sandrine Navarro, qui m'a aidée à le garder sur les rails et à améliorer sa cohérence.

Table des matières

Première partie
5 séances pour une période d'essai

Deuxième partie

Le problème d'Ivana

X

CINQUIÈME PARTIE

Une histoire mère-fille

SIXIÈME PARTIE

Il va falloir nous quitter

Introduction

L'histoire d'Ivana peut se lire comme un roman. C'est le récit d'une psychothérapie, appréhendée tantôt du point de vue de la patiente, tantôt du point de vue de la praticienne.

Pour les lecteurs intéressés par les explications, des chapitres de théorie en fin de chaque grande partie expliquent les principaux aspects de ce qui se déroule entre la psy et la thérapisante, mais aussi entre cette dernière et sa compagne, son fils, son ex-compagnon…

Ceux qui souhaitent vraiment creuser trouveront dans ces chapitres des notes de bas de page proposant d'autres lectures et pistes de réflexion.

Trois niveaux de lecture sont donc possibles, en fonction des intérêts de chacun : lire le roman comme on lit une histoire, lire le roman à la lumière des explications, ou lire le tout et creuser !

Précisons de plus qu'Ivana est un personnage fictif. Certains événements, certains de ses comportements peuvent être inspirés par des personnes « existant ou ayant existé », mais inutile de chercher qui est Ivana, parmi mes patients ou ailleurs. Elle n'existe que dans mon imagination d'auteure !

PREMIÈRE PARTIE

5 séances pour une période d'essai

Septembre 2002

« Il faut que vous m'aidiez… »

Mathilde leva les yeux vers la pendule de son bureau. Il était presque 19 heures. Elle attendait une nouvelle patiente, une certaine Ivana. C'était joli, ce nom, ça lui rappelait la grand-mère de son mari, arrivée enfant avec ses parents à Ellis Island, à la grande époque de l'immigration vers les États-Unis. Ivana venait-elle aussi d'un pays de l'Est ? Au téléphone, hier, elle parlait sans accent. Elle avait été plutôt énergique voire un peu pressante. Il lui fallait absolument un rendez-vous d'urgence, elle l'avait quasiment exigé. Par chance un créneau venait de se libérer, et Mathilde avait pu la caser dès le lendemain.

19h10… Mathilde eut un sourire amusé : souvent, les gens très pressés finissaient par ne pas honorer le rendez-vous obtenu au forcing. Elle commençait à se demander ce qu'elle ferait du temps libéré si Ivana ne venait pas. Elle lirait un article ou quelques pages d'un livre, passerait un ou deux coups de fil… ? Soudain, l'interphone sonna. 19h15. Il ne resterait à la nouvelle patiente qu'une demi-heure d'entretien. Ce n'était pas la meilleure façon de commencer, mais Mathilde se dit qu'elle verrait bien.

Une jeune femme un peu échevelée entra rapidement, tout en s'excusant de façon désordonnée, irritée.

— Désolée d'être en retard, mais le métro s'est arrêté entre deux stations, j'ai cru qu'il ne repartirait jamais ! Et le téléphone ne passait pas. J'ai essayé de vous appeler mais rien à faire. En plus, votre adresse, c'est d'un compliqué à trouver ! Cette impasse est minuscule ! C'est bien simple : personne ne la connaît ! Je ne me rappelais plus vos explications, et comme j'étais déjà en retard, je n'ai pas voulu m'arrêter pour téléphoner. Finalement, quelqu'un a pu me renseigner, mais quelle galère !

Sans interrompre son flot de paroles, Mathilde lui avait indiqué le divan, sur lequel Ivana se laissa tomber en poussant un grand soupir. Elle jeta un coup d'œil rapide à la thérapeute et, en ôtant son imperméable, se lança d'emblée dans un long monologue.

— Vous comprenez, ce n'est plus possible ! J'espère vraiment que vous pourrez faire quelque chose pour moi. Entre les élèves qui sont de plus en plus insupportables et ma copine qui me met la pression… J'ai besoin d'une solution, et vite ! Vous comprenez ? Je ne peux plus vivre comme ça ! On m'a parlé de vous, il paraît que vous pouvez m'aider à reprendre ma vie en main. Enfin, moi, j'ai surtout envie que vous m'aidiez à garder ma relation, parce que j'ai peur que mon amie s'en aille. Elle ne cesse de répéter que je suis insupportable…

Ça risque de se terminer comme avec Jean…

— Jean ? Vous avez eu un compagnon homme, avant ?

— Oui, Jean est le père de mon fils, Jonas. C'est lui qui l'élève. Mais je peux le voir quand je veux.

— Vous vous entendez bien ?

— Avec Jean ? Non, je le hais ! C'est un sale type.

— Mais… Votre fils vit avec lui ?

Ivana baissa les yeux d'un air gêné, et Mathilde s'en voulut d'avoir mis le doigt si vite sur un domaine manifestement sensible. Elle s'était laissé entraîner par la précipitation de sa patiente, au lieu de prendre le temps de réfléchir.

— Oui, reprit Ivana d'un ton las. Je lui ai laissé mon fils, parce que même s'il est moche avec moi, je savais qu'il élèverait mieux Jonas que moi. J'ai tellement peur d'être une mère horrible, comme la mienne…

Tout en l'écoutant, Mathilde observait les gestes de la jeune femme, vifs, un peu saccadés. Son visage semblait perpétuellement parcouru d'émotions fortes et de douleurs. Son corps athlétique et ses épaules musclées contrastaient avec une poitrine si menue qu'on l'aurait dite serrée par un étau, comme pour l'empêcher de respirer librement. Les vêtements qu'elle avait choisis étaient de belle coupe, sans pourtant aller tout à fait ensemble. C'était curieux cet effet presque harmonieux auquel il manquait un petit quelque chose…

Pour garder le cap de cette première rencontre, Mathilde décida de revenir à la demande initiale d'Ivana. Elle voulait esquisser l'objectif de leur éventuel travail.

— Vous souhaitez donc apaiser votre relation avec votre amie, et pacifier les choses avec vos élèves, si j'ai bien compris ? Vous êtes enseignante ?

— Prof d'anglais, oui, dans un lycée près de Nation. J'ai une classe de Prépa, une Terminale, mais aussi des 4ᵉ et des 3ᵉ, et franchement, ils sont terribles ! Les gens n'élèvent plus leurs enfants, ce sont de vrais sauvages ! Il n'y a plus aucun respect, plus d'écoute, on a l'impression que ces petits rois ne pensent qu'à s'amuser. Ils n'hésitent pas à nous insulter, vous savez ! Parfois je rentre chez moi vraiment à bout.

Mathilde hésita. La séance serait déjà écourtée avec le retard du début : mieux valait éviter les généralités sur les horreurs de la vie moderne. Pour ramener son interlocutrice à un sujet plus personnel, elle enchaîna :

— Vous souhaitez apprendre à leur faire face ? Je ne suis pas sûre d'être la mieux placée pour vous aider. Si c'est une question de pédagogie…

— Non, il n'y a pas que ça. J'espère que vous pourrez m'apprendre à mieux me défendre contre ces attaques. Il y a aussi mes collègues… J'ai du mal à m'entendre avec eux. Et mon ex, qui détourne mon fils de moi, avec sa nouvelle femme… Et ma mère ! Ça, ça doit vous faire plaisir, il paraît que les psys adorent qu'on parle de sa mère ! Mais le plus important, c'est mon couple. Il faut absolument faire quelque chose. Je crains le pire…

— C'est-à-dire ?

— Sibylle me fait constamment des reproches. J'ai peur qu'elle me quitte. Elle qui m'aimait tant, au début ! On s'appelait trois ou quatre fois par jour. On parlait de tout, de nous surtout. Tant pis si ses collègues râlaient, elle avait toujours envie de m'entendre. Mais maintenant…

De grosses larmes se mirent à couler sur le visage d'Ivana. Elle saisit un mouchoir en papier dans la boîte posée sur la table basse et se moucha bruyamment. Ce n'était pas le moment de la questionner sur sa relation avec les femmes. Il y avait pourtant de quoi intriguer : Ivana avait vécu avec un homme, elle avait même eu un enfant… S'était-elle découverte homosexuelle après avoir tenté de vivre une histoire classique ?

Mais il était déjà 19h35, la séance se terminait dans 10 minutes et Mathilde n'avait pas encore eu l'occasion de poser de cadre avec sa patiente. Elle interrompit Ivana alors que cette dernière s'apprêtait à reprendre ses lamentations. Il importait de se mettre d'accord sur les modalités de travail avant tout.

— Nous allons bientôt nous arrêter. Avant de nous séparer, nous allons discuter de ma façon de travailler et décider si nous poursuivons ensemble. Nous avons déjà parlé du tarif au téléphone. Avez-vous d'autres questions à me poser sur moi, sur ma formation ou sur ma pratique par exemple ?

Ivana fut surprise, elle s'attendait visiblement à parler plus longtemps. Elle regarda sa montre en fronçant les sourcils, hésita, l'air irrité. Finalement, elle répondit :

— Non, j'ai vu votre profil sur les moteurs de recherche. Il faut vraiment qu'on arrête là ? Comme je suis arrivée plus tard, je pensais…

— Oui, nous terminerons toujours à l'heure prévue, même si vous êtes en retard.

— Pour le même prix ?

— Oui, la séance est due dans son intégralité, à moins que vous ne l'annuliez au moins 48 heures à l'avance.

Ivana semblait indignée. Elle ouvrit la bouche, se ravisa. Finalement elle demanda :

— Je peux venir une fois de temps en temps ? Une fois par mois, par exemple ? Ce serait moins cher, et puis je suis très occupée.

— Non, de temps en temps, ça ne marche pas bien, surtout au début. Une fois par semaine, c'est un bon rythme. Ça vous laisse le temps de digérer la séance, et vous venez suffisamment souvent pour entrer dans le processus et vous laisser changer.

— Comment ça, « *me laisser changer* » ? Vous pensez que je ne veux pas changer ?

— Bien sûr, vous venez ici parce que vous voulez changer. Enfin, une partie de vous veut changer. Mais le plus souvent, il y a aussi une partie de nous qui ne veut pas, qui résiste, qui veut garder ce qu'elle connaît, même si c'est source de souffrance. Si on vient seulement une fois de temps en temps, cette partie-là a tendance à reprendre le contrôle très vite et à tout figer.

— Hmm, bon… Alors, je viens toutes les semaines. Et comment ça se passe ? Vous allez me poser des questions ?

— Je vous en poserai de temps en temps. Une bonne partie du temps, je vais vous laisser parler, et j'interviendrai à différents moments. Davantage au début, quand nous allons chercher à vous donner plus de stabilité. Puis, si vous souhaitez continuer au-delà de cette amélioration, pour changer plus profondément votre façon de ressentir et d'appréhender le monde, nous passerons à une autre phase. À ce moment-là, il ne s'agira plus de viser des changements volontaires, mais plutôt de laisser se développer entre nous les dynamiques relationnelles que vous vivez aussi en dehors. Nous les regarderons ensemble, nous utiliserons notre relation pour affecter vos perceptions profondes, inconscientes.

— Pfouh… Alors ça peut durer longtemps ?

— Oui, ça peut. La première phase peut prendre une à plusieurs années. La phase plus profonde peut durer encore des années. Il faut du temps pour ébranler et transformer les schémas que vous avez en vous depuis l'enfance.

Ivana resta un moment silencieuse, pensive. Il était presque l'heure de terminer.

— Je vous propose d'y réfléchir quelques jours, et de me rappeler si vous pensez vouloir entamer ce travail avec moi. Nous conviendrions alors de quelques rendez-vous, pour une sorte de période d'essai. Si au bout de cinq séances, nous trouvons toutes les deux que cela se développe bien, alors vous serez vraiment en thérapie avec moi. À partir de ce moment-là, je vous demanderai de ne pas arrêter sur un coup de tête. Si à un moment, vous ne souhaitez plus poursuivre, dites-le moi, nous en parlerons, nous prendrons quelques séances pour comprendre ce qu'il se passe. Vous pourrez décider soit d'arrêter, soit de continuer le travail, et nous surmonterions ensemble ce moment difficile. Maintenant, c'est l'heure de nous séparer. Mais si vous avez d'autres questions, n'hésitez pas à me les poser la prochaine fois. Il faut que vous soyez partenaire à part entière dans ce voyage.

— Je peux vous payer par chèque ? Il paraît que les psys exigent des espèces – pour ne pas payer d'impôts, je suppose…

— Vous pouvez faire un chèque.

Pendant qu'Ivana sortait un stylo, Mathilde jeta machinalement un coup d'œil au petit panonceau, bien visible, portant la formule classique « *acceptant le paiement des honoraires par chèque* ». Elle supposa que la jeune femme ne l'avait pas vu.

Elles se levèrent toutes les deux. Ivana remit son manteau et attrapa son sac. À la porte, Mathilde lui sourit en lui tendant la main. Une poignée de main délibérément ferme mais chaleureuse. Ivana sortit, se retourna sur le palier pour la regarder encore une fois. Puis elle appuya sur le bouton d'appel de l'ascenseur, tandis que Mathilde refermait la porte.

« Tu vas lui parler de tes crises, à ta psy ? »

Ivana était sortie du cabinet de psychothérapie plutôt contente : cette femme lui était assez sympathique, elle semblait chaleureuse et l'avait bien écoutée. Évidemment, elle aurait pu prolonger la séance pour compenser le retard dû au métro. Madame Barr, sa psy précédente, la laissait souvent déborder. Mais cette Mathilde Golding semblait tout de même déjà mieux que l'autre, qui lui donnait souvent l'impression de la juger ou de s'ennuyer. Et elle ne lui disait rien : un vrai sphinx ! Ivana s'était sentie terriblement seule avec elle. Après quelques mois, lassée, elle l'avait lâchée du jour au lendemain, sans même la rappeler : pourquoi se donner cette peine alors que Madame Barr semblait si peu investie ? Peut-être que face au départ brusque de sa patiente, elle se demanderait pourquoi elle ne la rappelait pas. Cette pensée fit sourire Ivana. C'était bien fait pour cette prétentieuse trop bien habillée ! Aussi froide que sa mère, la belle Magda…

Mathilde Golding, elle, expliquait les choses. Ivana avait l'impression d'avoir affaire à un être humain à qui elle pourrait faire confiance. Elle l'avait appelée par son prénom, au lieu de « Mademoiselle Clarence ». Fallait-il l'appeler « Mathilde » ?

En tournant la clé dans la serrure de l'appartement, Ivana fut saisie d'une petite appréhension : comment cela allait-il se passer avec Sibylle, ce soir ? C'était tellement tendu ces temps-ci. Au début leur relation semblait apporter toutes les réponses, tous les bonheurs, toutes les solutions… Ivana se força à sourire et à arborer un air joyeux, puisque Sibylle lui reprochait si souvent d'être négative.

— Alors, cette nouvelle psy ? Elle t'a plu ? lança aussitôt Sibylle.

— Oui, je crois. Elle m'a l'air bien.

— Tu vas y retourner, alors ?

Ivana perçut une critique mal dissimulée. Elle se retint de rétorquer « *Ah, tu as hâte de me changer, toi ! Tu me trouves si malade ?* ». Cela aurait provoqué une de leurs disputes habituelles. Elle prit une grande inspiration et répondit :

— Oui, je compte y retourner. On se donne cinq séances pour voir si on accroche bien toutes les deux.

— Tu me racontes ?

Ah ! Un moment d'intimité, un moment comme elles savaient si bien en créer ensemble. Ivana vint se blottir près de Sibylle sur le canapé, et lui raconta tout dans les moindres détails : le quartier de la psy, la petite impasse pavée, le bureau, son retard, ce qu'elle avait pu dire, les réactions de la praticienne… Sibylle, qui avait suivi une psychothérapie pendant quelques années, se posait en experte et commentait. « *Ah, elle a dit ça ? C'est bien* ». Ivana était de plus en plus contente : non seulement elle avait trouvé la psy sympathique, mais Sibylle approuvait, c'était le bonheur total !

Pourquoi avait-il fallu que l'humeur change, que tout soit gâché ? La soirée avait si bien commencé… Deux heures plus tard, en marchant dans la rue, Ivana tâchait de retrouver son calme. Elle était si déçue…Pour essayer de comprendre, elle s'efforça de passer en revue les événements de la soirée. Elles s'étaient mises à préparer ensemble le dîner, complices. Sibylle appréciait qu'Ivana prenne l'initiative, aussi s'était-elle lancée dans la confection d'une nouvelle recette, une soupe aux pommes épicée. Ensemble elles avaient épluché les pommes et les oignons, avaient goûté ce mélange d'arômes savoureux. Mais au moment de se mettre à table, Sibylle avait eu un mot malheureux.

— Tu vas bien lui parler de tes crises à la psy ?

— Eh, lâche-moi ! Je commence à peine. Et puis à t'entendre, on croirait que tout est de ma faute ! Je ne suis pas la seule à créer des problèmes…

— Oui, enfin, c'est quand même toi qui te mets à crier en pleine rue, qui m'insultes, qui te jettes devant les voitures… Ce n'est pas normal, il va falloir que tu traites ça. Tu ne te rends pas compte. J'ai tellement enduré tes hauts et tes bas…

En repensant à cette accusation, Ivana sentit de nouveau monter une bouffée d'émotion à peine supportable et se remit à courir, les yeux affolés. Que Sibylle mentionne ses crises avait déclenché une sorte d'explosion en elle. Malgré ses efforts, elle n'avait pu contenir ce mouvement de rage qui l'avait fait bondir en se tenant les oreilles et hurler à pleins poumons, « *mais arrête, ARRÊÊÊTE ! !* ». En tremblant, Ivana avait attrapé son sac et était partie en claquant la porte. Elle avait dévalé l'escalier en pleurs, s'était précipitée dans la rue sans regarder autour d'elle. Un grand coup de klaxon l'avait immobilisée. Le conducteur du véhicule qui s'était arrêté à quelques centimètres d'elle l'avait injuriée copieusement.

Sans se soucier des voitures arrêtées autour d'elle ni même des gens qui la regardaient, Ivana vit Sibylle s'approcher, l'air aussi inquiète que fâchée. Elle arrivait vers elle, les bras tendus comme pour l'attraper. Ivana eut une seconde d'hésitation. Elle avait envie de se blottir contre sa compagne, que celle-ci la console, mais elle ne supportait pas l'idée des reproches qui s'ensuivraient. Elle s'était de nouveau enfuie en sanglotant, une sorte de cri involontaire s'échappant de sa gorge, un cri de bête blessée.

Sibylle avait renoncé à la poursuivre et était sans doute remontée chez elle. Ivana avait erré ainsi un bon moment avant de reprendre le chemin de son studio, près de la place Stalingrad. « *Folle* »… Oui, elle se sentait folle. Sibylle ne la supportait plus, elle allait sûrement finir par la jeter. Cette idée lui fit monter les larmes aux yeux. Perdre Sibylle… Oh, non, non !

En étouffant un nouveau sanglot, Ivana hâta le pas pour couvrir rapidement les derniers cent mètres. Bientôt elle fut devant sa porte et, d'une main tremblante, introduisit la clé dans la serrure. Une fois à l'intérieur, elle laissa tomber son sac par terre et se jeta sur le canapé en pleurant, la tête dans un coussin.

« Ça me rend folle... »

Cette fois, pas question d'être en retard ! Ivana trouvait les séances un peu chères, mieux valait ne pas les raccourcir. En plus, elle ressentait fortement le besoin de se confier après une semaine de froid avec Sibylle. Il fallait faire comprendre à sa nouvelle psy la gravité de la situation pour qu'elle puisse l'aider rapidement. Cela devenait urgent.

Avec cinq minutes d'avance sur l'horaire prévu, elle sonna à l'interphone. En arrivant au 5ᵉ étage, elle trouva la porte entrouverte, la lumière allumée. La pièce où avait eu lieu la séance était fermée, une drôle de machine émettait un bruit de chuintement qui masquait la conversation derrière la porte. La personne précédente ne devait pas encore être partie.

Une autre porte était éclairée. Ivana entra dans la petite salle de bains, visiblement reconvertie en salle d'attente, c'était du reste affiché sur la porte, « SALLE D'ATTENTE », imprimé sur un papier.

Pas de secrétaire, pas de panonceaux en métal ou en plastique. Pas très sérieux, tout ça… La jeune femme s'installa sur le fauteuil et regarda autour d'elle. Au mur, un tableau d'affichage plein d'annonces de stages, de courts articles, le tarif des séances, des textes sur la psychothérapie… À sa gauche, une grande table basse couverte de revues, posée sur le pied de douche. Ingénieux…

Un bruit de voix dans le couloir. La psy raccompagnait un homme à la voix grave qui semblait de bonne humeur. Ils se saluèrent puis la porte se referma. Ivana guettait… Des bruits de pas, allant, venant… Enfin la porte s'ouvrit. La psy la regarda, souriante.

— Bonjour, Ivana. Venez.

Pourquoi se sentait-elle plus intimidée que la première fois ? Ce n'était pas très logique. Maintenant, au moins, elle savait à quoi s'attendre. Mais elle avait déjà envie que Mathilde lui dise oui, au lieu de la renvoyer vers quelqu'un d'autre. Cette histoire de cinq séances d'essai, n'était-ce pas un piège pour se débarrasser d'elle, au cas où elle serait trop lourde ? Sibylle la considérait déjà comme une folle, pourvu que la psy ne la catalogue pas aussi…

Elle posa ses affaires sur une chaise et prit place sur le divan. Mathilde la regardait. Qu'était-elle censée dire ? Elle s'agita un peu sur son siège, cherchant une position qui lui donne l'air d'être à l'aise, d'être une patiente intéressante que la psy voudrait garder. Mais elle se sentait de plus en plus mal. Heureusement, Mathilde finit par rompre le silence.

— Nous allons continuer de faire connaissance aujourd'hui. J'ai l'impression que vous êtes préoccupée. Vous voulez m'en parler ?

— Non, je… Enfin, si, mais je… Il faut que je vous raconte mon enfance ?

— Si vous voulez. Mais s'il y a quelque chose de plus urgent, vous pouvez commencer par ça.

— Ah, tant mieux ! Parce que ça ne va pas du tout. Sibylle et moi avons encore eu une grosse dispute, j'ai fait une bêtise, je m'en veux tellement !

Ivana aurait voulu freiner, ne pas se lancer tout de suite dans cette scène sordide qui risquait de dissuader la psy de la prendre comme patiente. Mais elle avait commencé, et elle ne pouvait plus s'arrêter.

— En sortant d'ici, jeudi dernier, j'étais plutôt contente, je suis allée directement chez Sibylle : j'ai gardé mon appartement, mais je suis presque tout le temps chez elle. Je crois qu'elle était soulagée que j'entame un travail, ça faisait longtemps qu'elle me le demandait. Je lui ai raconté le rendez-vous avec vous, ça se passait bien. Et puis…

Ah, zut ! Elle allait encore se mettre à pleurer. De quoi aurait-elle l'air ? D'une pleureuse incapable de raconter un incident sans fondre en larmes. Elle se tut, la gorge trop serrée pour parler d'une voix normale, et tenta de refouler ses larmes. Mais la psy l'encouragea :

— Et puis… ? Que s'est-il passé ?

— Je suis encore partie en *live.* Elle m'a dit un truc qui a déclenché en moi une sorte de crise, c'était comme si je devenais folle. D'ailleurs Sibylle dit souvent que je suis folle. Je me suis précipitée hors de l'appartement en oubliant mon imper, j'ai couru dans l'escalier, dans la rue, je ne voyais pas les voitures. Je m'en fichais. J'avais trop mal, il fallait que je me sauve. Je n'ai pas osé retourner chez elle depuis. Ça fait une semaine ! C'est affreux, chaque soir, elle me manque tellement ! J'ai tout le temps envie de l'appeler, mais comme elle reste froide, j'essaie de m'en empêcher. C'est un vrai combat contre moi-même…

— Hmm… Vous vous souvenez de ce qu'elle vous a dit, de ce qui aurait pu vous mettre dans un tel état ?

— Non, même pas. Seulement que c'était tout d'un coup insupportable, impossible de rester en place.

— Cela vous est déjà arrivé ?

— Oh oui, souvent. Il y a des situations, comme ça, que je ne supporte pas. Avec mes collègues, avec des amis, avec Jean, mon ex, avec ma mère surtout – d'ailleurs je ne la vois plus. Avec Jean, c'est terrible, je voudrais le tuer ! Mais ce qui m'ennuie, c'est ce qui se passe avec Sibylle.

— Vous disiez, la dernière fois, que tout allait bien, au début…

— Oui, la première année, c'était le paradis, l'entente parfaite. On avait tout le temps envie d'être ensemble, elle n'en avait jamais assez, elle était au moins aussi demandeuse que moi. On se téléphonait à tout bout de champ, on faisait souvent l'amour. Tandis que maintenant…

— Maintenant ?

— Ce n'est plus pareil. Souvent elle me repousse, elle me demande de ne plus l'appeler au travail parce que son patron lui a fait des remarques. Elle s'est même mise à sortir quelquefois seule avec ses amies, sans moi. Elle ne me touche plus beaucoup, elle dit que c'est normal, que le désir s'émousse, que je ne suis pas une très bonne amante. Je m'en fiche, du désir, du sexe, mais j'ai besoin qu'on soit câlines. Ça me rend folle, quand elle me rejette comme ça…

— Qu'entendez-vous par *folle ?*

Ivana regarda la psy avec surprise. Elle ne savait même pas ce que c'était que la folie ?

— Eh bien, c'est… C'est quand je me mets à crier, à taper, à m'enfuir en courant n'importe comment, sans faire attention à rien ni à personne. Sibylle dit qu'un jour, je vais me faire écraser. Elle me court après, elle me ramène de force sur le trottoir, mais je continue à crier, je me débats, je la traite de tous les noms… Elle a horreur de ça, elle est très discrète et déteste que les gens nous regardent nous bagarrer en pleine rue.

Bon, ça y était, elle avait déballé le vilain secret. La psy allait-elle être dégoûtée, ou épouvantée ? Ivana cessa de regarder le mur opposé et glissa un coup d'œil à Mathilde : elle n'en avait pas l'air. Elle semblait même toujours intéressée – mais on ne savait jamais, avec des gens comme ça. C'étaient des pros de la communication. Elle était sûrement habituée à masquer ses réactions.

— Vous devez passer par des émotions terribles pour vous mettre ainsi en danger…

— C'est ça. C'est exactement ça. Ce que je ressens est tellement violent, c'est comme si j'allais exploser. J'ai besoin de crier, de courir pour me soulager. Je ne peux pas faire autrement.

La psy hocha la tête comme si elle savait vraiment ce que ressentait Ivana. Celle-ci reprit espoir : peut-être que cette femme allait pouvoir la comprendre et l'aider ? Cette fois, elle la regarda bien en face, en ouvrant de grands yeux.

— Vous me trouvez folle, vous ?

Un silence qui, pour Ivana, dura une éternité. Puis Mathilde répondit avec précaution :

— Non, Ivana, ce n'est pas de la folie. Mais c'est très difficile ce que vous vivez : à la fois pour vous et pour vos proches. Et même dangereux…

Ivana hocha la tête, les larmes aux yeux.

— Vous allez pouvoir me soigner ?

— Nous allons vous soigner ensemble, répliqua Mathilde en posant chacun de ses mots. Je vais vous aider à construire en vous des moyens de supporter vos émotions, pour que vous ne soyez plus à la merci de telles tempêtes.

Après quelques instants de silence, Mathilde prit son agenda.

— C'est déjà l'heure ?

— Oui. Nous pourrons continuer la semaine prochaine. Ce créneau vous convient-il ?

Ivana acquiesça, un peu froissée. Ces trois quarts d'heure passaient vraiment trop vite ! Elle sortit son chéquier en se retenant de bougonner et dut s'y reprendre à deux fois pour arriver à remplir convenablement son chèque.

« Ma mère n'aurait jamais dû avoir d'enfant »

Mathilde raccompagna son patient précédent et referma la porte de l'appartement. Ivana était déjà dans la salle d'attente, elle avait sonné à l'interphone avec dix minutes d'avance. Dans quel état serait-elle ? La semaine dernière, elle était bouleversée par sa dispute avec sa compagne. Les deux femmes avaient-elles réussi à se réconcilier ?

En ouvrant, Mathilde découvrit sa patiente concentrée sur un livre. Ivana leva son visage vers elle avec un large sourire – une expression que Mathilde ne lui connaissait pas encore. Qu'elle était jolie ainsi ! Les rides soucieuses s'étaient estompées. Elle semblait rajeunie, lumineuse. Intriguée, Mathilde l'invita à entrer dans le bureau.

Une fois installée sur le divan, Ivana démarra tout de go :

— Bon, cette fois, il faut que je vous parle de mon enfance !

— Si vous voulez… À en juger par votre mine épanouie, il n'y a pas de crise urgente dans votre vie, aujourd'hui.

— Non, tout va bien !

— Avec Sibylle… ?

— On est sur un petit nuage ! On avait du mal à se quitter, ce matin ! C'était tendresse et câlins comme au premier jour…

— Pourtant, la semaine dernière, la situation semblait grave. Vous avez donc réussi à vous réconcilier toutes les deux ?

— Oh, ça ! Ce n'était rien qu'une petite dispute…

Ivana sourit, apparemment perdue dans un souvenir délicieux. Mathilde cacha sa surprise et attendit que sa cliente poursuive.

— Alors, mon enfance… En fait, il n'y a pas grand-chose à en dire. Une enfance normale, avec des parents divorcés, mais c'est tellement fréquent, maintenant…

— Une enfance normale… C'est-à-dire ?

— Oh, rien à signaler ! Mon père était un journaliste économiste. Il a été en poste à l'OCDE pendant des années. C'est ce qui a mené mes parents à Paris d'ailleurs.

— Et avant Paris… Où vivaient-ils ?

— À Londres, ou plutôt Oxford, où ils se sont rencontrés. Ma mère était étudiante et mon père professeur.

— Vos parents sont anglais ?

— Mon père, oui. Enfin, il *était* anglais. Il est mort, il y a dix ans. Il était formidable, je l'adorais…

Ivana regarda dans le vague, un sourire un peu triste flottant sur ses lèvres. Mathilde la laissa quelques instants dans ses souvenirs, avant de lui demander :

— Il vous manque encore ?

— Oh, oui ! Avec lui, je me sentais importante. Tandis qu'avec ma mère…

— Oui ?

— Je la déteste ! C'est à cause d'elle que papa est parti. C'est ce qui a gâché mon enfance. Je le comprends, mon père, elle est insupportable. À tel point que moi-même, je n'ai pratiquement plus de contact avec elle. Ça doit faire trois ans que je ne l'ai pas vue.

Mathilde la regarda d'un air interrogateur. Elle se disait que trois ans sans voir sa mère, ce n'était pas banal !

— Si vous la connaissiez, vous l'éviteriez aussi ! affirma Ivana sur la défensive.

— En quoi est-elle insupportable ?

— Elle… Pfff ! D'abord, elle est tellement négative ! Chaque fois qu'elle me voit, elle critique ma coiffure, mon style vestimentaire, me reproche mon manque d'ambition… Elle est incapable de faire le moindre compliment !

— Elle est anglaise, elle aussi ?

— Non, serbe, à l'origine – elle est naturalisée française depuis longtemps. Elle s'appelle Magda.

— Serbe ? C'est assez rare comme cheminement : mariée à un Anglais, vivant à Paris…

— Ses parents appartenaient à la bourgeoisie de Belgrade. Ils avaient une *nanny* anglaise pour leurs deux filles qu'ils ont envoyées en Angleterre dès leurs 17 ans pour leurs études universitaires. Ma mère était brillante, elle est allée jusqu'au doctorat. Aujourd'hui, elle en a un second. Elle enseigne la civilisation britannique à la

Sorbonne Nouvelle où elle est maître de conférence. D'où son mépris pour moi, qui ne suis que prof de lycée. En plus elle est superbe, grande, élancée, toujours élégante, distinguée…

— On dirait que vous en parlez à la fois avec rancœur et admiration.

Ivana sembla intriguée par cette remarque.

— C'est vrai que je l'admire, en un sens. Seule si jeune dans un pays étranger et arriver à percer comme ça… Elle a séduit son directeur de thèse, un homme brillant, de dix ans son aîné… Ils étaient très amoureux, alors quand l'OCDE a offert un poste à mon père, il a proposé à ma mère de l'accompagner. Ils se sont mariés pour simplifier les formalités d'immigration, et c'est comme ça qu'ils se sont installés à Paris au début des années 60. Romantique, hein ?

Mathilde hocha la tête, pensive. Romantique, oui… Mais quelque chose s'était mal passé…

— Un jeune couple très amoureux, donc.

— Oui, deux intellectuels à Paris partageant leur passion pour les grandes idées… La seule ombre au tableau, ce fut… Moi !

Mathilde interrogea sa patiente du regard.

— Oui, j'ai tout gâché ! Avant ma naissance, c'était une lune de miel sans fin. Ils voyageaient aux quatre coins du globe, écrivaient ensemble, publiaient dans des revues prestigieuses, intervenaient dans des colloques… Magda et Paul, le couple à inviter dans les soirées – beaux, passionnants et passionnés… Ils n'auraient jamais dû avoir d'enfant !

— C'est une chose terrible que vous dites là…

— Mais vraie ! Leur véritable amour, c'était l'un pour l'autre, et chacun pour sa carrière. Il n'y avait pas de place pour un têtard, là-dedans. Ma mère avait un succès fou, à l'université et ailleurs. Elle est devenue maître de conférence en un temps record. Mon père s'est vite fait remarquer par le secrétaire général de l'OCDE et on lui a confié de plus en plus de responsabilités. Et puis patatras ! Ma mère s'est retrouvée enceinte. La catastrophe… J'ai tout saccagé.

Mathilde resta silencieuse, mais rapprocha légèrement son siège en signe de soutien, pour encourager la jeune femme à continuer. Ivana leva vers elle des yeux rougis.

— La belle Magda se sentait réduite au statut de femelle engrossée, puis allaitante. Manquer les réunions internationales la mettait en rage – elle me l'a assez dit et répété depuis ! Elle enviait mon père qui, lui, continuait à voyager dans le monde entier. Quand il rentrait, elle s'en prenait à lui, lui reprochait tout et n'importe quoi. Je me sentais coupable en permanence.

— Coupable d'exister ? s'enquit doucement Mathilde.

Ivana hocha la tête, en larmes. Mathilde se sentit prise de compassion pour sa patiente. Pauvre petite, coincée entre ces deux penseurs si peu enclins à être parents…

— J'avais peur, peur tout le temps ! Peur qu'ils se tapent dessus, qu'elle me tape dessus, qu'ils m'abandonnent… Et maintenant, mon père est mort, et je hais ma mère. Je ne veux plus la voir.

Émue, Mathilde resta silencieuse. Ivana pleurait à petits sanglots, comme une enfant malheureuse…

— Pourquoi ce n'est pas elle qui est morte ? gémit-elle. Elle qui n'aime personne… Ni moi, ni mon père, ni les hommes… Elle a eu plein d'amants après papa, mais je crois qu'elle n'en a aimé aucun. Elle les utilise, puis elle les jette comme des kleenex. Ils sont toujours éblouis par sa classe et son intelligence. Je les méprise, tous si faibles, à l'adorer niaisement ! Certains continuent de la vénérer, même après la rupture, elle en fait ce qu'elle veut.

— Mais vous, vous ne vous laissez pas faire…

— Ah, non ! Elle voudrait bien, dieu sait qu'elle a tenté de me manipuler ! Mais depuis la mort de papa, je me protège. Il n'est plus question qu'elle me fasse du mal !

La séance touchait à sa fin. Mathilde recula légèrement son siège.

— Nous allons terminer. Vous m'avez dit des choses importantes, aujourd'hui. Cela va m'aider à vous comprendre. Nous continuerons la semaine prochaine, même jour, même heure.

Ivana fouilla dans son sac, maladroitement. Elle se moucha bruyamment avant de remplir un chèque d'une main mal assurée.

« Ça a détruit mon couple ! »

Zut, elle était encore en retard ! Pourtant, après la première séance écourtée, Ivana s'était bien juré de ne plus manquer des minutes chèrement payées. Mais rien à faire, cette fois encore, il allait lui manquer un quart d'heure. Elle était partie du lycée à temps, mais avec ce métro qui n'avançait pas… À cause de « *personnes descendues sur la voie* », expliquait la voix dans le haut-parleur. Fichus gamins ! Quelle idée de faire des trucs aussi idiots !

Arrivée à *Gambetta*, elle courut de la sortie du métro à l'entrée de l'impasse. Avec la pluie, les pavés étaient glissants, elle pesta quand le talon de sa botte dérapa et qu'elle faillit tomber. Enfin elle sonna à l'interphone et entendit la voix de la psy : « *Bonsoir Ivana !* ». Elle aimait bien cette façon de l'accueillir par son nom dès son arrivée, avant même qu'elles se voient. En une minute, elle parvint dans l'appartement et entra tout droit dans le bureau.

— J'en ai assez de ce métro qui se traîne, de ces gens qui perturbent la circulation ! Ça m'a mise en retard, je suis furieuse !

— Je comprends, c'est désagréable.

Elle comprenait peut-être, n'empêche qu'elle allait sûrement faire finir la séance à l'heure prévue et lui réclamer le tarif habituel. C'était facile, de compatir en paroles ! Cela donnait envie à Ivana de faire la grève des paroles.

— Ça vous contrarie tant que ça ?, s'enquit Mathilde, l'air intrigué.

Ivana haussa les épaules. Son irritation montait, devenait une vraie colère.

— Je ne sais pas pourquoi, tout ça me fait penser à Jean. Il fallait que je vous en parle, de toute façon…

— Votre ex-compagnon ? Oui, je pense que c'est une bonne idée.

— Je ne sais pas bien quoi vous dire… Je le déteste.

— Oui, vous m'avez fait part de ce sentiment. Comment en êtes-vous arrivée à éprouver ça pour lui ? Vous avez dû l'aimer, au début, non ?

— C'est vrai, c'était mon premier petit copain. J'étais folle de lui ! Un garçon créatif, plein d'énergie. En plus, il avait un jumeau, on les voyait souvent ensemble au lycée. Ils étaient tous les deux beaux et athlétiques, musiciens, artistes. La plupart des filles étaient fascinées. Moi, en tout cas, j'étais fascinée. Alors, quand Jean est sorti avec moi, pendant une « boum », j'étais aux anges !

Mathilde sourit en écoutant ce récit.

— Et cette relation est devenue sérieuse, si j'ai bien compris ?

— Oui, c'était comme un conte de fées pour moi. J'étais tellement malheureuse à la maison, et ce garçon extraordinaire qui m'aimait… Moi ! Ma vie avec lui était en contraste total avec ce que je vivais à la maison. Alors, dès la première année de Faculté, comme ma mère avait aussi envie de vivre seule, elle m'a loué un studio et Jean a emménagé avec moi.

— Vous étiez un très jeune couple, remarqua Mathilde.

— C'est vrai, et ce n'était pas facile. Moi, je ne savais rien faire. Je n'avais jamais vu ma mère tenir une maison, faire la cuisine. Elle était au-dessus de ça ! Il y avait toujours une bonne pour s'occuper du ménage et préparer les principaux repas. Alors j'étais empotée comme tout ! Mais Jean savait se débrouiller. Il avait une mère plutôt féministe qui avait transmis de bonnes bases à ses fils. Jean a toujours cuisiné mieux que moi !

— Ce sont de bons souvenirs, on dirait…

— Oui, on a été assez heureux. Évidemment, j'avais mes problèmes. Je me disputais avec ma mère chaque fois que je la voyais, et elle me dévalorisait sans cesse. Mes études ne se passaient pas très bien. Je suivais un double cursus anglais-lettres modernes et mes résultats n'étaient pas formidables…

— Ça la gênait ?

— On peut le dire ! Elle semblait avoir honte de moi. Vous comprenez, une grande intellectuelle dont la fille n'est même pas fichue de décrocher une mention… Et chaque fois qu'elle me sermonnait, j'entrais dans tous mes états et ça finissait par une scène avec Jean. Peu à peu, ça a détruit notre couple…

— Mais vous avez eu un enfant avec lui.

— Jonas. Mon magnifique fils ! Ça nous a rapprochés un moment. Deux ans plus tard, j'ai réussi l'Agrég d'anglais – j'avais laissé tomber les lettres, c'était trop lourd de suivre un double cursus tout en élevant un bébé. Les choses ont commencé à s'arranger, mais l'année d'après, mon père est mort brutalement. Et là, tout s'est effondré. Jean et moi avons commencé à nous quereller sérieusement, de plus en plus fort et de plus en plus souvent.

— Jusqu'à la rupture ?

Un hochement de tête.

— Que s'est-il passé ?

Ivana se tut, absorbée par le souvenir de cette effroyable soirée. Elle était entrée dans une colère violente, hurlant et invectivant Jean, lançant des livres, cassant tout ce qui se trouvait à portée de main. Jean était devenu très calme, très froid. Il lui avait demandé de partir, car il refusait d'exposer encore Jonas à une telle furie. Hors d'elle, Ivana avait enfilé son manteau et était partie dans la nuit en plein mois de novembre, sous une pluie parisienne : drue et glacée. « *Tu veux te débarrasser de moi ? Tu ne me verras plus ! Plus JAMAIS !* », avait-elle crié avant de claquer la porte. Jonas pleurait depuis une demi-heure, mais elle s'en moquait. Elle ne pouvait plus contenir sa rage contre Jean. Tout ce dont elle était désormais capable, c'était de hurler, frapper, casser…

Dehors, elle avait marché longtemps. D'abord elle avait couru, traversant les rues n'importe où, n'importe comment, sans se soucier des automobilistes qui klaxonnaient et freinaient en catastrophe. Puis, fatiguée de courir, elle avait parcouru encore des kilomètres, la tête en feu, les idées tournant en circuit fermé, la haine, la haine, la haine…. Ce n'était pas la première fois qu'elle partait ainsi après une dispute, mais cette fois, c'était différent. Cette fois, elle avait senti qu'elle ne pourrait plus rentrer. C'était fini.

Ivana n'était en effet plus jamais revenue dormir dans leur appartement. Elle avait récupéré ses affaires quelques semaines plus tard, après un séjour chez une amie. Mais la présence de Jean ne lui était plus supportable même un seul instant, elle le détestait aussi passionnément qu'elle l'avait aimé dans les premiers temps. Même Jonas lui inspirait un sentiment ambivalent parce qu'il ressemblait énormément à son père et surtout parce qu'entre Jean et lui existait une complicité incroyable.

— Ivana ?

La voix de Mathilde tira Ivana de sa rêverie douloureuse. Elle cligna des yeux, un peu perdue.

— Vous sentez vos bras ? Comme ils vous serrent ?

Ivana baissa la tête pour regarder ses bras croisés fortement sur sa poitrine. Elle s'apprêtait à les décroiser quand Mathilde dit doucement :

— Non, ne bougez pas, sentez simplement votre position. Quel effet cela produit-il en vous ?

— Ça me serre… Ça me tient, je me tiens… Comme si j'avais peur…

— Oui ? Vous ressentez de la peur ?

Ivana hocha la tête.

— Peur de quoi ?

— Peur… Qu'on m'abandonne. Je repensais à la fin de ma relation avec Jean, c'était terrible… J'ai tellement peur que Sibylle à son tour ne veuille plus de moi ! J'ai même peur que vous, vous ne vouliez pas de moi, après nos cinq séances…

Ivana s'attendait à ce que Mathilde la rassure, mais au lieu de cela, elle s'enquit :

— Jean vous a abandonnée ?

Ivana n'avait pas envie de lui raconter la rupture dans toute son horreur. La scène ne lui faisait guère honneur, et elle était encore en période d'essai, elle voulait faire bonne impression à la psy. Mieux valait passer sur les détails.

— Oui… Non… Pas vraiment… C'est moi qui suis partie, mais je suis sûre qu'il m'aurait quittée. Il m'a fichue dehors ce soir-là.

— Comment ça ?

— Je m'étais énervée. Il a dit que je faisais peur à Jonas, qu'il fallait que je m'en aille. Vous ne trouvez pas ça monstrueux ? Séparer une mère de son enfant ?

— Mais… Voulait-il que vous partiez définitivement, ou simplement que vous sortiez vous calmer ?

Elle n'allait tout de même pas le défendre ? Ivana haussa les épaules.

— C'est un malade, je vous dis. Ce qui est bizarre, parce qu'il a un frère jumeau qui, lui, est quelqu'un d'extraordinaire.

— Extraordinaire ?

— Oui, il a été formidable avec moi. Après la séparation, lui et sa femme Clara m'ont souvent accueillie. Elle est morte très jeune, environ un an après. J'ai essayé à mon tour de réconforter Jacques, le frère de Jean. Je crois même que j'en suis tombée un peu amoureuse…

La psy ne disait rien. Désapprouvait-elle ? Il fallait reconnaître que ce n'était pas courant de se mettre à aimer le double de son ex maudit. Mais tout de même, ce n'était pas une raison pour la condamner ! Ivana s'apprêtait à la remettre à sa place, quand Mathilde annonça :

— C'est l'heure de nous quitter. Nous continuerons la semaine prochaine.

Impitoyable, cette femme ! Ivana se demanda si elle avait vraiment envie de continuer avec elle, finalement. Après des confidences aussi douloureuses, la couper comme ça, brutalement… Elle sortit son chéquier sans mot dire, déposa le chèque sur la table et se leva sans dissimuler sa rancœur.

« Ma patiente me déstabilise… »

Vingt heures. Mathilde avait rangé le cabinet et s'apprêtait à partir. Ce soir, elle ne rentrait pas directement chez elle, mais dînait avec son amie Gabrielle. Ça tombait bien, elle aimait raconter à cette dernière ses premiers entretiens et recueillir l'avis de cette collègue qu'elle appréciait beaucoup. Gabrielle faisait de même d'ailleurs – deux professionnelles valaient mieux qu'une pour évaluer les problèmes à traiter avec une nouvelle personne.

En sortant de l'immeuble, elle marcha vite jusqu'au métro. Elle allait vers le centre de Paris où Gabrielle et elle se retrouvaient, c'était à mi-chemin l'une de l'autre. À cette heure-là, ce n'était pas bondé, mais il y avait encore du monde. Mathilde dut rester debout pendant trois stations. Ne pouvant lire, elle songea à la jolie Ivana. Intéressante jeune femme… Cette enfance près d'une mère si peu tendre, préoccupée de sa carrière et de sa beauté, la touchait. Ces couples de grands intellectuels ne faisaient pas toujours de bons parents.

Ce genre de réflexion l'amenait toujours à se remettre en question : et elle, Mathilde, avait-elle été suffisamment présente pour ses enfants ? Elle avait mis tant de passion à apprendre son métier, assistant à des séminaires le week-end, lisant inlassablement des bouquins de psy… Peter voyageait souvent pour son travail de DRH, il passait parfois plusieurs semaines aux États-Unis, à visiter le siège du groupe international qui l'employait. Il en profitait pour voir ses parents, dans la banlieue de New York. Pendant ses absences, Mathilde fonctionnait en parent célibataire pour Thomas et Nina. Tous les deux étaient étudiants à présent, leur père ne leur manquait pas trop. Mais plus petits, avec seulement une maman très occupée, avaient-ils souffert, eux aussi, comme Ivana ?

Mathilde fronça les sourcils. Il y avait bien quelques points communs entre sa vie et celle de la fameuse Magda. Toutes deux avaient suivi des études en Angleterre, avaient épousé des anglophones. Mais son Peter était américain, pas britannique, et il adorait leurs enfants. Loin de les rejeter, il n'avait jamais passé un week-end en France sans les emmener au parc, au cirque, au foot, à la piscine… Quant à elle, avec son cabinet de psychothérapie, Mathilde se voyait comme une sorte d'artisan spécialisé, bien loin de l'univers élitiste des universitaires. Elle n'était décidément pas une dame distinguée comme Magda la grande intellectuelle…

Enfin le Châtelet, Mathilde descendit et prit la sortie qui l'amenait juste devant le *Sarah Bernhardt* où elle trouva Gabrielle déjà attablée dans leur coin habituel. Elles se sourirent, ravies de se retrouver. Les deux psys s'étaient connues 20 ans plus tôt, dans un groupe « didactique » où, après les études, on apprenait vraiment le métier.

Elles avaient partagé des peurs, de grands moments de doute ou de honte quand elles commettaient des erreurs devant les collègues. Cela avait créé des liens.

Durant le dîner, elles se racontèrent comme d'habitude leurs histoires de famille – ce qui arrivait aux enfants, les problèmes avec leurs hommes, les tracas de plombiers et autres problématiques domestiques. Puis à l'heure du café, elles abordèrent leurs soucis avec leurs patients.

— Je voulais te parler de cette nouvelle cliente. La semaine prochaine, nous aurons la 5ᵉ séance et je dois décider si je la garde ou non.

— Tu hésites ? Ce n'est pas ton genre, d'habitude tu sais dès la première fois si tu veux ou non travailler avec quelqu'un. Il se passe quelque chose de spécial avec celle-ci ?

— Je ne sais pas... Elle m'a l'air assez *borderline*, vu ses débordements émotionnels, ses crises...

— Ça ne te fait pas peur, en général.

— Non... Mais je redoute quand même le jour où elle va se retourner contre moi. Elle a des colères redoutables, j'ai l'impression. En plus, j'ai peur de ce qu'elle réveille chez moi. Depuis que je la vois, chaque fois, après la séance, je me sens perturbée.

— Ça risque de saboter votre travail, tu crois ? Ou crains-tu seulement ce qu'elle va te faire vivre ?

Mathilde prit quelques instants pour réfléchir.

— Je crois que j'ai surtout peur pour moi. Elle me déstabilise et me pousse à me poser plein de questions.

— Au point de devoir retourner en thérapie toi-même ?

— Peut-être… On verra. Je ne comprends pas encore ce qui se passe, je sais juste qu'elle me touche, à la fois d'une manière positive mais aussi d'une façon qui me dérange.

— Ce sera probablement riche, alors…

— Oui… Si ça ne me démolit pas.

Elles rirent, doutant que Mathilde soit à ce point affectée. Mais toutes deux savaient que, parfois, l'aventure d'une nouvelle psychothérapie pouvait ouvrir des portes imprévues, même pour le professionnel.

Commentaire théorique : retour sur les premières séances

Ces quelques séances permettent à Mathilde d'en apprendre beaucoup sur sa nouvelle patiente. Surtout, elles permettent de poser les premières pierres pour donner de bonnes bases au travail qui va éventuellement s'engager.

On voit déjà de nombreuses différences entre ce travail de psychothérapie et une psychanalyse. Ici, le professionnel se met davantage en avant et interagit assez librement avec la personne qui consulte, même si une certaine réserve reste de mise. Par exemple, le praticien n'a pas à étaler ses états d'âme ni à faire part de ses propres expériences de vie – sauf en de rares occasions où cela peut s'avérer utile. Ses réactions personnelles à ce qu'il se passe dans la relation thérapeutique sont, à différents moments, souvent pertinentes, mais à ce stade mieux vaut faire un maximum de place au client[1].

Les qualifications du professionnel

Le titre de « psychothérapeute » est depuis 2010 (loi de 2004, décret d'application adopté en 2010) régi par une loi restreignant son usage aux médecins psychiatres et à certaines formations universitaires. Les associations de psychothérapeutes (FF2P, AFFOP, SNP-PSY, PSY'G') ont toujours privilégié d'autres critères : avoir effectué un travail sur soi très approfondi, se former solidement à une ou plusieurs méthodes de psychothérapie, être engagé dans une supervision régulière sur sa pratique, respecter le code éthique de la profession. Elles ont conservé ces critères, pour les appliquer aujourd'hui au nouveau métier de « psychopraticien ». Mathilde, avec son diplôme de psychologue, avait été « psychothérapeute » pendant de nombreuses années – et l'était lorsque Ivana vint la voir. À la suite du changement imposé par la loi, elle s'est intitulée « psychopraticienne ». Il reste important, lorsqu'on consulte, de demander au professionnel comment il s'est formé.

---

1. Depuis les années 1970, dans nombre de méthodes de psychothérapie, on dit aussi souvent « client » que « patient ». Ce dernier terme est souvent vu comme trop médical, ou réduisant le rôle du patient à une attente passive (et « patiente »). Le terme « client » gêne certains car il paraît trop mercantile, mais il présente l'avantage de traduire le choix et la participation actifs de la personne qui consulte.

Le praticien en tant qu'être humain

La première séance, la rencontre, revêt une importance capitale. Rien n'est totalement joué à la fin, mais, comme disent les Américains, « *on n'a qu'une fois l'occasion de faire une bonne première impression* ». Nombre de patients ne reviennent pas si le professionnel ne leur a pas plu lors de la rencontre. S'il s'est montré trop sévère, trop froid, ou s'il donne l'impression de les juger ou de ne pas les comprendre, la plupart préféreront chercher ailleurs. En revanche, certains persévèrent même face à un interlocuteur qui leur déplaît, car cela fait souvent partie de leur névrose. Mais en général, on choisit d'entreprendre ce voyage intérieur en compagnie de quelqu'un avec qui on se sent bien.

——— Une envie pressante ———

Récemment à la radio un comédien racontait son expérience avec un psy. Le premier entretien lui avait plu et l'avait fait réfléchir. Mais au second, il avait éprouvé une envie pressante sans avoir le temps de s'arrêter dans un café. On l'avait prévenu qu'il valait mieux ne pas arriver en retard chez les psys. Il s'est donc hâté, et a demandé à passer aux toilettes : « il n'y a pas de wc ici », répondit le praticien. Après une séance très inconfortable passée la vessie pleine, le comédien ne remit plus les pieds chez ce psy-là. Certains professionnels affichent d'emblée un silence qui peut paraître impénétrable. Si les psychanalystes sont traditionnellement peu loquaces, tout bon psychopraticien répondra volontiers aux questions concernant sa formation et sa méthode. Quant à refuser de fournir le confort de base comme dans l'exemple ci-dessus, cela ne semble pas une attitude propice à une bonne collaboration.

Le cadre et le contrat administratif

Lorsqu'on consulte en dispensaire ou dans un cadre institutionnel, ces questions concrètes sont fixées par l'organisme et généralement immuables. En cabinet privé, le professionnel et son patient (ou client) ont à se mettre d'accord sur ces points[1] :

- Combien de temps durent les séances ?
- Quels seront leur fréquence et leur coût ?
- Peut-on payer par chèque, ou seulement en espèces ?
- Que se passe-t-il en cas d'absence ?
- Combien de temps à l'avance faut-il prévenir pour être dispensé de payer une séance manquée ?

Mathilde aborde donc une partie de ces aspects (durée et coût des séances) dès le contact téléphonique pour la prise de rendez-vous et annonce le reste pendant la première séance.

De nos jours, nombre de ces informations sont même accessibles sur une page Web sur laquelle le praticien expose ses tarifs, sa pratique, sa méthode de travail, éventuellement des écrits… Cela facilite la tâche aux éventuels patients, les dispensant d'appeler une demi-douzaine de professionnels avant de trouver quelqu'un dont la pratique leur convient. Mais cette pratique favorise l'attitude consumériste qui se développe dans nos sociétés.

Le fait de fournir d'emblée au patient toutes les informations nécessaires évite d'inutiles conflits lorsque le client est en retard ou oublie une séance. Enfin… Disons que cela permet d'en éviter certains. Car la première absence donne souvent lieu à une réaction indignée : « *Comment ça, je dois payer ? ! ?* ».

---

1. C'est en fait le professionnel qui annonce son mode de fonctionnement. Le patient peut tout accepter ou demander certains ajustements. Cela donne lieu à discussion, et soit on trouve un accord, soit on renonce à travailler ensemble.

Préciser toutes ces modalités consiste à poser le cadre – ce qui importe particulièrement avec les gens qui auront tendance à le mettre à l'épreuve et qui voudront prolonger la séance, arriver très en avance, obtenir des horaires différents de ceux proposés… Tenir le cadre ne signifie pas « faire le flic », mais maintenir une attitude ferme, solide, tout en gardant une certaine flexibilité et en restant éventuellement ouvert à la négociation.

Le contrat thérapeutique

Selon les méthodes et les moments de la thérapie, on se met d'accord avec plus ou moins de précision sur l'objectif du travail. En tout état de cause, cette visée est rarement claire dès le premier entretien, quoique l'on s'enquière toujours de ce que le patient espère de sa démarche.

Dans notre histoire, Mathilde demande à Ivana : « *Vous souhaitez apaiser votre relation avec votre amie, et pacifier les choses avec vos élèves, si j'ai bien compris ?* ». À ce stade, elle se contente de préciser le domaine que veut aborder la jeune femme en thérapie (sa relation amoureuse, ses relations professionnelles) et le type de changement (un apaisement) recherché dans ce domaine.

En analyse transactionnelle, on est souvent plus spécifique concernant l'attente du client, en cherchant ensemble des critères de vérification, c'est-à-dire quelques exemples concrets de ce qui sera différent dans la vie de la personne, si elle atteint son objectif de thérapie.

Après quelques séances, Ivana pourrait passer un contrat dont l'objectif général serait « Améliorer ma relation avec Sibylle », avec pour critères :
- Quand nous ne sommes pas d'accord, soit je reste à la maison, soit je sors en veillant à ma sécurité.
- Quand Sibylle sort sans moi, j'ai confiance en elle.

Dans les stades ultérieurs du travail, en revanche, un contrat aussi précis risquerait de limiter les possibilités d'exploration. Mieux vaut alors rester ouvert à tout ce qui se présente, notamment dans la relation thérapeutique, afin que la personne soit libre de se développer dans la ou les directions qui lui conviendront.

Comment on s'appelle ?

Nombre de psychopraticiens « modernes » préfèrent appeler leurs patients/clients par leur prénom, les invitant à la réciproque. C'est sans doute l'influence américaine qui joue là, car la plupart des méthodes de psychothérapie plus actives[1] sont nées aux États-Unis. Cette habitude présente l'avantage de créer une intimité, et de préserver un certain anonymat. « Caroline » au lieu de « Madame Dupontarlier » révèle moins de choses quant à l'identité civile de la personne, tout en réduisant la distance sociale des relations ordinaires.

Le « plan de traitement »

La plupart des psychothérapies comportent des étapes plus ou moins précises, un ordre à respecter en fonction des problématiques

---

1. Voir Marc, E., *Le guide pratique des nouvelles thérapies*, Retz, 1998.

présentées. On traite tel aspect seulement après avoir exploré, démêlé, consolidé tel autre.

> Mathilde sait par exemple que, dans cette première étape du travail, il serait contre-productif d'encourager Ivana à replonger dans son enfance, car cela libérerait une charge émotionnelle trop grande. Au contraire, la jeune femme, qui a vite montré des réactions démesurées, a d'abord besoin d'acquérir plus de contrôle sur ses états affectifs.

La praticienne va commencer par l'aider à développer sa fonction Adulte[1] (c'est-à-dire sa capacité à prendre du recul pour réfléchir avant d'agir et concevoir le point de vue de l'autre). Ensuite, elle va l'aider à se construire un Parent interne positif, travailler sur les blessures du passé (dans son Enfant intérieur), consolider ces acquis dans des relations investies affectivement (notamment la relation thérapeutique), et enfin préparer l'après-thérapie pendant la phase de terminaison.

Ce qu'on peut apprendre d'une première rencontre

À l'écoute du non-verbal

Certains traits signifiants d'Ivana se sont très vite manifestés. Dès la première fois, elle a révélé une tendance à communiquer par les émotions, ce qui indique à la fois la zone de contact la plus facile et, dans son cas, avec l'excès d'intensité affective, un domaine à contenir. La psychopraticienne

•••/

---

1. Pour plus de précisions concernant ces notions d'Analyse Transactionnelle, voir Brécard, F. et Hawkes, L., *Le grand livre de l'Analyse Transactionnelle*, Eyrolles, 2008.

\•••

a noté aussi sa façon de se lancer directement dans le problème, sans prendre le temps d'établir le contact : elle est donc apparemment plus focalisée sur ses préoccupations, son monde intérieur, que sur ce qu'il se passe dans la relation avec autrui. Elle a parlé vite, fort, comme pour convaincre, sans laisser de place à son interlocutrice. Mathilde est également sensible à différents aspects du corps de ses patients. Ces observations communiquent, autrement que par les mots, ce que vit la personne, ce que c'est qu'être elle, ce qu'elle retient, ce qui est libre, ce qui est contraint... Dans le cas d'Ivana, Mathilde a pu voir une personne au corps contracté, aux gestes saccadés. Comme si elle n'habitait pas son corps en toute conscience. Il aurait pu s'agir d'un état passager, mais la thérapeute se demandait déjà comment Ivana avait été touchée, dans l'enfance. Elle se faisait une image de la patiente, enfant, se la figurait apprenant à retenir ses gestes spontanés, perdant la joie naturelle du corps en mouvement.

Une autre question entre en jeu : qu'éprouve le professionnel face à cette nouvelle personne qui le sollicite ? Certes, le patient/client doit avoir envie de travailler avec ce praticien, mais lui aussi doit le vouloir. S'il ne ressent rien, s'il a l'impression d'un vide en présence du visiteur, s'il en a peur ou s'il lui rappelle trop vivement quelqu'un de son passé, il choisira souvent de s'abstenir, de même s'il pressent que le travail sera très difficile, et qu'à ce moment de sa vie, il n'a pas les ressources pour bien assurer son rôle. Par exemple un psy qui doit aller à l'hôpital souvent pour son enfant très malade aura intérêt à ne pas prendre en charge de nouveaux cas « lourds ». Mieux vaut adresser le client à forts besoins à une personne susceptible de bien s'en occuper. Bref, s'il n'est pas nécessaire d'aimer énormément ce patient, il faut qu'il se passe quelque chose dans cette combinaison de personnalités.

Début de diagnostic

Dès le début, le psychopraticien veut se faire une idée générale du diagnostic de son patient, tout en évitant de le ranger dans une case. L'inconvénient serait alors de ne plus voir les caractéristiques individuelles de la personne, d'avoir une sorte de filtre qui ferait négliger les éléments ne confirmant pas l'hypothèse. Par exemple si l'on s'attend à ce que la personne soit très émotive ou peu rationnelle, on risque de faire l'impasse sur ses moments de réflexion pour privilégier les débordements affectifs, ce qui biaise de plus en plus l'évaluation.

Toutefois, sans diagnostic, le praticien serait aussi perdu qu'un conducteur dans un épais brouillard. D'abord, il faut savoir si la personne qu'on reçoit :

- Peut être traitée en cabinet privé.
- Si on a soi-même les compétences pour la suivre.
- Si elle en a besoin.

Au premier contact, l'énervement d'Ivana a mis la puce à l'oreille de Mathilde. N'y avait-il pas là une certaine difficulté à tolérer la frustration ? Une irritabilité, une tendance à blâmer les circonstances plutôt qu'à assumer ses responsabilités ? Évidemment, ce pouvait être circonstanciel. Rencontrer un psy pour la première fois, ce n'est jamais anodin, c'est un stress. Mais dès le deuxième rendez-vous, sa vulnérabilité affective s'est confirmée : la jeune femme relatait une dispute violente déclenchée par un fait anodin, suivie d'un débordement d'émotion qui l'avait mise en danger. Cette impulsivité et les relations tumultueuses décrites au cours des séances suivantes, la rupture violente avec son ex et avec sa mère, constituent d'autres éléments indicatifs signes d'une personnalité *borderline*[1]. De plus, Ivana semble avoir du mal à imaginer l'état d'esprit de ses interlocuteurs, elle est entièrement monopolisée par ce qu'il se passe en elle. Cette sorte d'égocentrisme est à distinguer d'un égoïsme : c'est la souffrance qui empêche de se mettre à la place d'autrui, la souffrance et un manque dans le développement, qui rend l'autre assez opaque, incompréhensible. Aussi se sent-elle toujours dans son bon droit, avec l'impression que c'est l'autre qui la malmène.

En s'appuyant sur les concepts liés à sa méthode, le praticien enrichit son diagnostic psychopathologique, en se focalisant à la fois sur l'individu et sur le processus des interactions.

Ainsi Mathilde qui utilise largement l'Analyse Transactionnelle[2] remarque :
- Quel état du moi est le plus souvent investi par Ivana (l'Enfant).
- Quelles émotions elle manifeste surtout (la colère et l'angoisse).
- Laquelle semble manquer (la tristesse).

Le scénario, aussi, peut être esquissé dans ses grandes lignes : Ivana semble se vivre comme une victime maltraitée par autrui, facilement rejetée, n'ayant pas beaucoup de valeur. De telles observations permettent de confirmer et de nuancer l'idée que Mathilde se fait de sa nouvelle patiente.

Conclusion

La rencontre et les premières séances nous servent donc à nous faire une idée de cette personne, de la nature de sa souffrance, de notre capacité à l'aider. Si le diagnostic ébauché avec circonspection et

---

1. Ce diagnostic sera vérifié dans le prochain chapitre de théorie (le chapitre 12), où le terme *borderline* sera explicité.
2. Voir Brécard, F., et Hawkes, L., *Le grand livre de l'Analyse Transactionnelle*, ou Hawkes L., *Le cours de notre vie*, La Méridienne–DDB, 2007, pour une approche simplifiée.

souplesse semble compatible avec nos compétences, on met en place rapidement un cadre clair et une façon d'interagir qui prépare le client à une collaboration fructueuse.[1]

---

1. Pour des explications très complètes, voir l'article de Cornell, W., « La pose du décor : les premières séances », *Actualités en Analyse Transactionnelle*, 6, 44, 1987, pp. 148-155.

Le problème d'Ivana

Mars 2003

Un deuil de fureur

En ce matin de la fin mars, Mathilde ouvrit la porte du cabinet avec une énergie joyeuse. Le trajet depuis son domicile, près de *Nation*, avait été magnifique. Le printemps était en avance cette année, il faisait près de 20° depuis des semaines. Quel délice !

Après avoir posé ses affaires et écouté les messages sur son répondeur, elle ouvrit le dossier de la première patiente de la matinée : Ivana. Cette dernière avait demandé exceptionnellement à venir le matin, plutôt qu'à son horaire habituel du soir. Certains collègues refusaient de tels changements, mais Mathilde ne détestait pas varier un peu son emploi du temps. Elle terminerait tôt ce soir, et pourrait aller au cinéma avec Peter, puisqu'il était à Paris. Un plaisir trop rare quand elle avait des rendez-vous jusqu'à 20h.

En relisant ses notes, Mathilde sourit. Depuis six mois, Ivana venait assidûment, quoique souvent en retard : l'alliance thérapeutique se tissait bien, la jeune femme semblait percevoir sa thérapeute comme un soutien pour l'aider à travers les difficultés. Certes, il y avait des moments un peu délicats quand elle relatait ses disputes encore nombreuses avec Sibylle, avec certains collègues, avec son ex… Après ces épisodes, elle se renfermait complètement et prenait souvent mal ce que lui disait Mathilde. Mais ces frictions entre elles ne dégénéraient pas trop. Globalement, elle commençait à réfléchir à son rôle dans les affrontements, et semblait accorder de la valeur à l'opinion de sa psy. Parfois même un peu trop, songea Mathilde. Par moments, Ivana l'écoutait comme si elle avait réponse à tout. Enfin, cette phase d'idéalisation passerait, c'était une question de temps…

L'interphone sonna, et Mathilde se posta près de la porte pour accueillir sa patiente. Cette dernière entra comme une furie.

— Quel salaud ! Je le hais, lui et sa pétasse, avec leur fille qui ressemble à une poupée ! Je les hais tous ! Non mais qu'est-ce qu'ils croient ?

Elle semblait avoir eu du mal à contenir jusqu'ici ce flot de paroles rageuses. De quel infâme personnage pouvait-elle bien parler ? Un parent d'élève difficile ? Le proviseur, avec qui elle avait eu des démêlés récemment ? Mathilde, intriguée, la suivit dans la salle et ferma la porte derrière elles.

— Pourquoi sont-ils venus, d'abord ? Ce n'était pas sa mère à lui, c'était celle de Clara. Je suis sûre que Clara n'aimait pas tellement Jean. Il n'avait pas à venir à l'enterrement.

Comme Mathilde restait éberluée, Ivana poussa un grand soupir et se mit à expliquer d'un air exaspéré.

— Vous vous rappelez Jacques ? Le frère de Jean ?

— Son frère jumeau ?

— C'est ça. Jacques, qui est un homme merveilleux. Il a perdu sa femme Clara d'un cancer, il y a dix ans. C'était mon amie, nous étions très proches. Donc Jacques s'est retrouvé tout seul pour élever les trois enfants. Le dernier avait quatre ans. C'était dur. Ses parents l'ont aidé, mais aussi les parents de Clara, et surtout Monica, la mère de Clara. C'est une grande dame, vous savez. Enfin, *c'était…* Elle est morte vendredi dernier, juste après notre séance. L'enterrement a eu lieu mardi.

Mathilde la regardait sans mot dire, attentive. Tout cela était nouveau pour elle. Ivana n'avait encore jamais mentionné cette « grande dame » qui semblait pourtant importante… De toute évidence, elle était bouleversée par quelque chose, mieux valait la laisser finir son histoire.

— Je l'ai appris samedi. J'étais dévastée. J'ai d'ailleurs failli vous téléphoner dimanche tellement j'allais mal. Je pleurais, Sibylle n'arrivait pas à me consoler. Je ne savais pas quoi faire pour supporter ça. En même temps j'aurais bien aimé me rendre utile, mais ce n'est pas ma famille…

— On vous a tout de même prévenue très vite, si je comprends bien ?

— Si l'on peut dire ! En fait, je l'ai appris un peu par hasard. Je crois que ce monstre de Jean ne m'aurait même pas informée si je n'avais pas appelé pour parler à Jonas. Je voulais l'emmener au cinéma, mais Jean m'a dit qu'ils partaient tous chez Jacques pour l'aider. C'est là qu'il me l'a dit !

— Vous pensez qu'il voulait vous le cacher ?

— En tout cas, il ne se sentait manifestement pas obligé de m'en avertir. Alors que j'adorais Monica, je l'admirais tant ! Elle a été la première femme présidente de la société française de physique, ses travaux sont connus dans le monde entier. Vous n'en avez pas entendu parler ? Monica Meltskine ?

Mathilde fit un signe de dénégation.

— Un être remarquable. Et j'ai toujours senti que nous avions des atomes crochus et une réelle complicité.

— Je ne crois pas que vous m'ayez déjà parlé d'elle. Vous la voyiez souvent ?

— Non, non. Mais ce n'est pas ça l'important ! Ce n'est pas une question de quantité ! Vous doutez de ma relation avec elle ?

— Je n'ai pas dit cela, je cherche seulement à comprendre. Comme je ne connaissais pas son rôle dans votre vie…

— Voilà, vous êtes comme lui, vous pensez que je n'ai pas droit à mon chagrin, vous pensez qu'elle n'était rien pour moi, que je ne compte pas ! Mais j'aimais Clara, et elle m'aimait ! Et j'aimais Monica, et elle m'aimait aussi, j'en suis sûre !

— Je vois bien que vous êtes très affectée…

— Évidemment que je suis affectée ! Je vous dis que j'aimais cette femme. Et elle est morte. Elle est morte, et je ne l'avais pas vue depuis des années…

Ivana éclata en sanglots. Mathilde avait un peu de mal à suivre. Pourquoi souffrait-elle tant de la mort de son… ex-belle-tante, ou quelque chose comme cela ? Pleurait-elle de chagrin, de culpabilité, de colère ? En tout cas, elle souffrait visiblement beaucoup.

Mathilde rapprocha légèrement son siège et attendit patiemment, le visage un peu incliné, attentive.

— Et à l'enterrement, en plus des Meltskine, il y avait toute la famille de Jacques, les Nader. Ses cousins, son père très ému, sa demi-sœur… Et évidemment Jean, que je n'avais pas du tout envie de voir. Mais vous me direz que c'est son frère jumeau, forcément, il devait venir…

Mathilde ne dit rien. Ivana soupira : un soupir de colère.

— Il était là, donc, mais il avait amené sa bonne femme, cette Américaine idiote qui fait un métier ridicule : ostéopathe ou quelque chose comme ça, un métier physique. Elle ne s'intéresse qu'au corps, peuh ! Moi, j'aime les intellectuels.

Elle scruta Mathilde, attendant probablement quelques signes d'approbation. Mais Mathilde était encore perplexe devant la réaction de sa cliente.

— Oui, oui, je sais. Vous aussi vous vous intéressez au corps, avec vos histoires de thérapie psycho-corporelle. Mais vous, au moins, vous prenez en compte l'intellect !

Ivana se renfrogna et resta un moment muette – peut-être déçue de ne toujours pas rencontrer plus de soutien chez Mathilde. Son émotion était telle qu'il valait mieux ne pas la laisser sans réponse. Mathilde relança :

— Alors, dites-moi, que s'est-il donc passé à cet enterrement pour que vous soyez aussi bouleversée ?

— À part d'être folle de chagrin, vous voulez dire ? railla Ivana. Mais vous avez raison, je n'étais pas seulement triste, j'étais hors

59

de moi en voyant Jean se pavaner avec son espèce de grue qui me souriait. Quelle hypocrite ! Et ce n'est pas tout, je vais vous dire ce qui a été encore pire…

Ivana semblait au bord de l'explosion, elle regardait sa psy avec une rage à peine contenue, le visage rouge de haine.

— Le comble, c'est que leur gamine est venue me parler !

Mathilde eut du mal à contrôler son expression, elle avait envie d'écarquiller les yeux et de s'exclamer : « *Et alors ? quel est le problème ?* ». Elle se contint et resta attentive.

— Oui… ?

— Je ne la supporte pas, cette gamine ! Elle a tout de la poupée, toute parfaite, toute mignonne. Mais elle est aussi hypocrite que sa mère, oui ! Et la voilà qui vient vers moi, la bouche en cœur, qui me dit bonjour, qui me sourit… Rrrrrrraaaaah, je la hais, cette pimbêche ! Je l'ai envoyée bouler, vite fait bien fait ! Après ça, Jean est venu me voir et m'a entraînée à l'écart pour me demander de partir. Vous vous rendez compte ? Moi qui avais tant de peine, j'ai été obligée de m'en aller ! Quel minable, ce type ! Je l'aurais volontiers réduit en bouillie si j'avais pu !

Mathilde avait le cœur serré. Quand les patients se disputaient de façon irrationnelle, même violemment, elle écoutait cela avec philosophie – ils faisaient ce qu'ils pouvaient pour se débrouiller avec leurs problèmes. Mais quand un enfant était en jeu, et faisait les frais de l'agressivité d'un adulte empêtré dans ses projections… là, elle le supportait mal.

Elle sortit de sa réserve et demanda :

— Mais pourquoi vous énerve-t-elle tant, cette fillette ? Elle a, quoi, cinq, six ans ?

— Et pourquoi la défendez-vous, vous ? Vous prenez le parti de tout le monde sauf le mien, aujourd'hui ! Oui, la gosse a six ans, c'est ça. L'âge qu'avait Jonas quand on s'est séparés, son père et moi. L'âge que j'avais quand mes parents ont commencé à ne vraiment plus s'entendre. Et elle, cette enfant gâtée, pourrie, elle a ses deux parents qui se font les yeux doux, elle a son grand frère, MON fils, qui lui montre des choses et l'aide, elle a tout, TOUT ! Alors pourquoi vient-elle me parler ? Elle ne peut pas me laisser tranquille ? C'est à cause d'elle si on m'a chassée de la cérémonie !

Mathilde se sentait très tendue. Elle se recula dans son fauteuil pour se concentrer, et réfléchit tout en écoutant sa patiente. Il s'en passait des choses aujourd'hui… Ivana était dans un tel état de fureur contre Jean, contre la compagne actuelle de celui-ci, contre sa fille… Et contre Mathilde elle-même. C'était un de ces jours où il fallait vraiment faire attention au moindre propos, car la jeune femme avait les nerfs à vif et prenait tout mal.

— Alors samedi, vous apprenez la mort de votre… « belle-tante », dimanche vous êtes accablée, mardi vous allez à l'enterrement et vous y retrouvez non seulement votre ex, mais toute sa famille actuelle… Cela fait beaucoup…

Ivana la regarda, les yeux remplis de larmes. Elle hocha la tête. Mais très vite, un nuage passa sur son visage et elle se rembrunit, les sourcils froncés.

— C'est sa faute, à lui ! Je n'en serai donc jamais débarrassée ? Il va me pourrir la vie jusqu'au bout ?

Mathilde dut se retenir de soupirer. À peine avait-elle ramené Ivana à son propre ressenti que la jeune femme se remettait à accuser son ex. Elle fit une nouvelle tentative.

— Restons avec vous, Ivana. Avec ce que vous ressentez, vous.

— Moi, je suis dévastée. À cause de lui ! S'il avait une once de délicatesse, il serait venu soutenir son frère, ok, mais sans tout le cortège ! Il pouvait amener seulement Jonas, notre fils, et ne pas s'éterniser, pour que je puisse vivre mon chagrin tranquillement.

— Peut-être a-t-il du chagrin aussi ? Peut-être avait-il besoin du soutien de sa femme ?

Mathilde se mordit la langue. Pourquoi cette intervention ? Elle avait ramené l'attention sur Jean, sans prendre le temps de réfléchir. Ivana risquait de ne pas laisser passer cette erreur. Et en effet, elle lui jetait déjà un regard haineux.

— Mais vous le faites exprès ? Vous comprenez tout le monde aujourd'hui sauf moi !

— Revenons à vous, vous avez raison…

— Oui, mais… Je n'y arrive plus, vous avez tout gâché !

Elle resta un moment les yeux fixés au sol. Elle avait l'air d'une petite fille à la fois blessée et boudeuse. Une larme glissa sur sa joue. Mais il était temps de terminer la séance. Mathilde annonça doucement :

— Nous devons arrêter pour aujourd'hui, Ivana. Je sais que ça a été dur, pour vous. Nous continuerons tout cela la semaine prochaine.

Sans répondre, Ivana ouvrit son sac pour prendre son chéquier. Elle remplit un chèque rapidement, l'arracha et le posa sur la table basse. Puis elle enfila son manteau, ramassa son porte-documents et sortit sans se retourner.

Mathilde s'aperçut alors que le chèque n'était pas signé.

« Je veux changer de psy ! »

Quelle idiote, cette femme ! Elle ne comprenait donc rien ? Pourquoi s'obstinait-elle à prendre le parti de Jean, à défendre cette gamine agaçante, au lieu de compatir avec elle ? Ivana sortit du petit immeuble dans l'impasse Cordon Broussard et fonça vers la rue des Pyrénées. Et zut, on se tordait les chevilles à marcher sur ces gros pavés ! Cette nulle de psy n'était même pas fichue de s'installer dans une rue goudronnée – c'était sérieux, ça ? C'était professionnel ?

La place Gambetta était noire de monde et Ivana eut du mal à se frayer un chemin jusqu'au métro. Dans la foule, elle trébucha et poussa un cri de fureur : une idiote tirait une de ces fichues valises à roulettes qu'on ne voyait pas si on ne regardait pas ses pieds. La femme lui jeta un regard outré qui eut le don d'exaspérer encore plus Ivana.

— Et alors, vous ne pouvez pas faire attention à votre valise ? Vous voulez tuer quelqu'un ?

— Quoi ? Mais vous êtes folle ! On a tout de même le droit d'avoir des bagages !

— Mais pas de faire des croche-pieds aux gens ! Espèce d'irresponsable !

Ivana s'éloigna à toute allure en maudissant l'autre femme. Les gens étaient insupportables de nos jours ! Ils prenaient toute la place, ne s'écartaient pas, ne disaient plus pardon… Elle descendit vite dans le métro pour se rendre au lycée. Ça allait être coton de faire cours dans un tel état d'énervement. Après le décès de Monica, elle aurait eu besoin d'être apaisée – au lieu de ça, Mathilde l'avait poussée à bout. Peut-être devrait-elle changer de psy ?

Pendant le trajet, cette idée grandit en elle. Décidément, cette Madame Golding n'était pas à la hauteur de sa réputation. Qui la lui avait recommandée, déjà ? Ah, oui, sa collègue Myriam… Peut-être faisait-elle cours aussi, aujourd'hui ? Ce serait bien de pouvoir en parler avec elle…

L'entrée du lycée Hélène Boucher était imposante. Ivana était fière d'enseigner dans un établissement de qualité, c'était une preuve de sa valeur. Heureusement qu'il y avait cela, car entre sa mère qui la méprisait d'être prof de lycée et non maître de conférence en Faculté, Sibylle qui la traitait comme une gamine, et maintenant sa propre psy qui lui reprochait d'avoir du chagrin… D'un geste vif, elle ouvrit la porte de sa salle de classe et alla déposer son porte-documents sur le bureau. Il était temps de se mettre dans l'ambiance du travail et de se préparer à affronter les élèves.

Après son premier cours, en route vers la salle de repos, elle rencontra justement Myriam, sa collègue et amie prof d'allemand.

— Ah, Myriam ! Tu as un peu de temps ? J'aurais besoin de te parler.

— Pas de problème, j'ai une pause avant mes terminales. On va au café ? Il fait tellement beau…

Elles sortirent du lycée pour s'installer à une terrasse ensoleillée. Ivana était trop impatiente, elle démarra bille en tête avant même qu'elles aient passé commande.

— J'ai un souci avec la psy que tu m'as conseillée, tu sais, Mathilde Golding…

— Oui, celle qui a suivi ma belle-sœur ?

— C'est ça. Tu es sûre qu'elle est bien ?

— D'après Dominique, oui, elle en était très contente. Pourquoi, elle ne t'a pas bien traitée ?

— Non, pas bien du tout. Je me demande si elle est compétente. J'ai subi un deuil, tu sais, et…

— Non, je ne savais pas. Qui as-tu perdu ?

— C'est compliqué, comme relation. Disons juste que c'est une femme qui comptait énormément pour moi, une sorte de seconde mère. Elle est morte, il y a huit jours.

— Oh, je suis désolée…

Myriam la regardait avec compassion. Voilà ce dont elle avait besoin ! Pourquoi sa psy n'avait-elle même pas été capable d'une réaction aussi banale ? De l'empathie ! Ce n'était pas compliqué !

— Tu vois ? Toi, tu comprends. La psy, quand je lui en ai parlé, elle m'a posé plein de questions ridicules sur la légitimité de ma peine, sur ce que ressentaient les autres… Mon ex, notamment !

Tu te rends compte ? Mon ex ! Qu'est-ce qu'il vient faire là-dedans ?

Sa collègue esquissait une grimace gênée. Elle devait regretter de lui avoir fourni cette adresse, et tant mieux ! C'était un peu sa faute, tout ça…

— Je ne sais pas quoi te dire…

— Je ne t'en veux pas de me l'avoir conseillée, ne t'inquiète pas. Mais je voulais juste te mettre au courant, parce que ça ne me semble pas très professionnel. Elle n'a pas l'air de savoir qui est le patient, ni comment offrir du soutien. Elle me renvoyait ce genre de choses : « *mais c'est son frère jumeau, mais c'est une petite fille, pourquoi êtes-vous si affectée* », etc., etc. Pendant ce temps-là, moi, je souffrais le martyre. J'aurais voulu qu'elle m'écoute, qu'elle m'aide à surmonter mon chagrin…

— Je comprends, c'est vraiment embêtant… Je ne la recommanderai plus, tu as raison…

— Je crois que c'est préférable. Elle doit avoir des problèmes non résolus, elle devrait se soigner ! Quand je pense à l'argent que j'ai gaspillé dans cette thérapie, depuis six mois… Quel gâchis !

— Tu vas arrêter ?

— Peut-être bien. Je ne lui fais plus confiance. Alors que je la trouvais vraiment géniale avant ça ! Elle m'a aidée à dénouer des situations difficiles.

— Ah ? Alors elle n'est peut-être pas si mal ? Elle t'a quand même servi à quelque chose ?

Ivana eut l'impression que son amie cherchait à se déculpabiliser de l'avoir si mal orientée. Mais pas question de la rassurer si facilement !

Il fallait qu'au moins une personne assume ses erreurs aujourd'hui !
Ivana n'allait pas encore porter le chapeau !

— Oui, non… Je ne sais pas, peut-être un peu… En tout cas j'ai vu
rouge quand elle s'est mise à défendre mon ex, ce type odieux.
Tu te rends compte, il était à l'enterrement avec sa nouvelle
femme, sa nouvelle fille, et MON fils, qui vit avec lui. Tu ne
trouves pas ça cruel ?

— Si, c'est insupportable ! Il était venu pour te narguer ?

— Exactement ! Tu as tout compris, il me narguait ! Ils me nar-
guaient tous les trois, lui et ses bonnes femmes. Pas mon fils,
Jonas avait l'air mal à l'aise : d'ailleurs il a disparu avant la fin de
la cérémonie.

— Normal, le pauvre !

— Oui, ces gens ne savent vraiment pas se comporter avec des
enfants ! Il va peut-être falloir que je reprenne la garde de mon
fils.

Ivana hésita : ce terrain-là était glissant, mieux valait changer de
sujet avant que Myriam ne s'intéresse trop à Jonas. Elle risquait de
demander pourquoi Ivana ne l'élevait pas, ce qui ne serait pas à son
avantage…

— Et le pire, tu ne sais pas ?

— Non ?

— Leur gamine est venue me bousculer. Je ne sais pas ce qu'elle voulait. Elle est malpolie, elle me regardait en faisant des grimaces. Je
l'ai envoyée bouler, ça a été la goutte d'eau qui a fait déborder le
vase !

— Tu as eu raison !

— Et après, figure-toi que Jean, mon ex, est venu me demander de partir. Si ! Je viens à l'enterrement de cette chère femme, et on me chasse !

— Incroyable !

Ivana se tut, satisfaite. Certes, elle avait un peu enjolivé la situation, mais Myriam l'avait soutenue, ce qui prouvait bien que sa colère était justifiée. C'était Jean qui avait tort, et aujourd'hui, Mathilde aussi avait eu tort ! Ivana ne se priverait pas de le lui faire remarquer la semaine prochaine ! Du moins, si elle y retournait… Elle allait peut-être tout laisser tomber sans prévenir, comme avec la psy précédente. Ça lui apprendrait !

« Elle est insupportable ! »

En route vers le cabinet de Gisèle, sa superviseuse, Mathilde fulminait. Certes, elle parvenait à se calmer – un peu – en se raisonnant : *c'est normal qu'Ivana t'attaque comme ça, à ce stade du travail,* se disait-elle encore et encore. Et pourtant… Elle était exaspérée. Pourquoi une réaction aussi forte ? Elle avait plus d'une fois, non, plus de cent fois, fait l'expérience du transfert négatif, un patient passant par une phase difficile de la thérapie et se retournant contre elle, lui attribuant tous les manquements de ses parents.

Mais cette fois… C'était épidermique, elle avait envie de se défendre, de clamer son innocence, de remettre la jeune femme à sa place. Elle avait peut-être encore plus envie de défendre Jean, l'ex d'Ivana. Ce pauvre homme n'était pour rien dans ce que traversait son ex-compagne. Et repousser la gentillesse d'une fillette ! Quelle peste égocentrique ! Ne pouvait-elle donc rien assumer ?

Malgré elle, elle ne cessait de se repasser le film de la séance. Tantôt elle se reprochait ses maladresses, tantôt elle se laissait aller à imaginer tout ce qu'elle s'était retenue de dire. Mathilde se délectait de la scène : interrompant une diatribe d'Ivana, elle se levait, la prenait par les épaules et, dans le silence stupéfait de la jeune femme, la sermonnait. *« Ça suffit maintenant, taisez-vous et cessez de faire la gamine capricieuse ! Cela fait sept ans que vous n'êtes plus en couple avec Jean, il a reconstruit une famille, c'est NORMAL ! Il emmène sa femme et sa fille à l'enterrement de la belle-mère de son frère jumeau, c'est NORMAL ! C'est votre présence, à vous, qui est anormale ! Vous auriez dû vous faire toute petite, être reconnaissante qu'on vous ménage une place, au lieu de faire un scandale ! Et si la fille de votre ex vient vous saluer, vous devriez lui sourire gentiment, apprécier qu'elle se montre si accueillante. Sa mère aurait pu vous lancer des regards noirs, ce serait le cas le plus fréquent. Alors fichez la paix à ces gens et arrêtez de tout ramener à vous ! »*

Sitôt qu'elle avait fini d'imaginer son discours, Mathilde rougissait, gênée de ses propres impulsions. Comment pouvait-elle même penser de façon aussi peu empathique ? Ivana n'avait pas tort, c'était elle sa patiente, elle qui avait besoin d'être comprise. Et si elle se montrait irrationnelle, c'était à Mathilde de démêler les fils de cet écheveau complexe.

Chez Gisèle, elle trouva ses collègues bavardant autour d'une tasse de thé ou de café. Gabrielle vint tout de suite l'embrasser, Olivier et Philippe se joignirent à elle.
Adeline et Colette sonnèrent quelques minutes plus tard, et à 15h, comme prévu, la séance de groupe démarra.

Gisèle jeta un regard circulaire sur les participants, et très vite, Mathilde prit la parole.

— Si ça ne vous ennuie pas, j'aimerais bien parler en premier, j'ai besoin de me calmer.

Elle regarda autour d'elle, les autres hochaient la tête et attendaient.

— Il s'agit d'une jeune femme que je suis depuis environ six mois. Ce matin, nous avons eu une séance qui m'a mise dans un état d'énervement très fort, que j'aimerais bien comprendre – et dépasser ! J'ai beau savoir que le contre-transfert peut nous secouer les tripes, ça ne m'empêche pas d'être étouffée par ma colère.

Elle exposa brièvement la situation : l'ancien couple qui avait rompu, le petit garçon de six ans laissé aux bons soins du père, la patiente déboussolée pendant les années suivant la séparation qui s'était stabilisée quelque peu en rencontrant une femme, et enfin la scène relatée lors de la dernière séance : l'enterrement de la grande physicienne. Les autres écoutaient, posant parfois une question.

— Ta patiente a été en couple avec un homme, maintenant elle est avec une femme. Elle est homosexuelle, à ton avis ?

— Je n'en suis pas sûre. J'ai plutôt l'impression qu'elle s'est trouvé une sorte de maman.

— Et sa mère, elle est comment ?

— Une grande intellectuelle, une femme assez impressionnante, d'après ce que j'ai compris.

— Comme la grande physicienne ?

— En un sens, puisque ce sont des femmes qui ont vraiment réussi et qui en imposent. Mais à en croire ma patiente, sa mère est froide et dure, alors que la physicienne était chaleureuse et gentille.

— Comme l'un des jumeaux est méchant, et l'autre merveilleux ?

— Exactement. Je le comprends bien, mais ça m'exaspère aujourd'hui. Je ne comprends pas pourquoi…

Tout le groupe se tut, pendant qu'elle réfléchissait. Finalement Gisèle demanda :

— Tu nous parles de ce que ta patiente a fait à son ex et de sa violence envers la petite fille… Et avec toi, elle était comment ?

— Oh, elle était furieuse ! Rien de ce que je pouvais dire ne trouvait grâce à ses yeux, elle était convaincue que je la trahissais, que je défendais son ex… Elle n'avait pas tout à fait tort, d'ailleurs. Et encore, je me suis diablement contenue !

Gisèle ne dit rien, elle continua simplement à la soutenir du regard. Mathilde allait trouver en elle-même la source de son indignation, la superviseuse ne lui donnerait pas la clé. Mais parfois, on aimerait tant recevoir la réponse de l'extérieur ! Un souvenir traversa les pensées de Mathilde.

— Je ne sais pas pourquoi, mais ça me rappelle l'attitude de mon père, vers la fin de vie de ma mère… C'était tellement injuste ! Il me reprochait de faire la fête, de penser à ma vie et aux garçons, juste parce que j'étais sortie une fois. Pourtant, j'avais tellement besoin de penser à autre chose ! Depuis trois ans, elle luttait contre ce cancer et je la soutenais de mon mieux. Tous les soirs, après le lycée, je m'occupais d'elle, je lui faisais à manger, je lui tenais compagnie… Moi, j'étais épuisée, j'en perdais le goût de vivre. Un soir, j'ai accepté une invitation à une soirée, et quand je suis rentrée, mon père m'a fait une scène terrible. Selon lui, je me moquais de la maladie de ma mère, il me soupçonnait même d'espérer sa mort…

Elle se tut un moment, les larmes aux yeux. Elle vit le groupe de collègues qui attendait patiemment. Ils avaient l'habitude de ce genre de parallèle entre leur vie personnelle et ce qu'ils ressentaient avec leurs patients. Cela leur arrivait souvent, à eux aussi. Mathilde savait bien que la supervision servait à dénouer ces liens : ce n'était pas pour autant un processus confortable, de révéler ses points de faiblesse. Pendant qu'elle cherchait ce qui la tracassait ainsi, un autre souvenir lui revint en mémoire. Elle se sentit tout à coup très animée.

— Mais oui, j'ai une autre scène qui me semble liée à ce que je ressens ! Un jour, environ un an avant sa mort, maman nous a convoquées toutes les deux à son chevet, ma sœur Liza et moi. J'étais en première, je rentrais du lycée, la tête pleine de ma préparation du Bac de français. J'y suis allée innocemment, sans me douter de rien, et là, je l'ai vue avec tous ses bijoux étalés autour d'elle, sur le lit. J'étais sidérée. Liza me regardait d'un air gêné. Maman m'a fait signe de m'asseoir, et elle nous a expliqué qu'elle voulait nous distribuer ses bijoux parce qu'elle allait mourir bientôt. J'aurais voulu protester, dire qu'elle allait sûrement guérir, mais j'étais paralysée, Liza aussi, je crois. Maman s'est mise à nous donner à l'une tel collier, à l'autre tel bracelet, une montre en or, etc., etc. Puis elle nous a congédiées avec notre butin. C'était horrible. Nous sommes parties chacune dans notre chambre, sans oser nous regarder, sans émettre un mot. Je ne me rappelle même pas ce que j'ai fait dans les heures qui ont suivi, avant le retour de papa. Quand il est rentré, maman lui a raconté. Il s'est alors mis à crier, il était furieux, il disait que nous étions des monstres, des suceuses de sang. Ma sœur et moi étions mortifiées. Maman, vexée, a réussi à sortir de son lit. Elle est venue dans ma chambre, a saisi un gros collier et l'a jeté par la fenêtre. Papa est sorti en courant pour le récupérer sur la pelouse de la résidence, et moi, je pleurais, j'essayais de ramener maman dans son lit…

Mathilde était en larmes à présent. Gabrielle, assise à côté d'elle, posa une main sur son bras, et elles échangèrent un regard appuyé – Mathilde y lisait comme la marque de leur longue amitié, bâtie notamment sur des moments de ce genre… Après quelques minutes, elle respira profondément et déclara :

— J'ai compris, l'attitude injuste de ma patiente envers son ex a réveillé cette ancienne douleur, et cela a dû s'aggraver quand elle s'en est prise à moi. Pourtant, ce n'est pas la première fois qu'on m'accuse d'être une méchante thérapeute. Cette injustice-là ne me gêne pas, ou plus. Mais là, ça m'a affectée, très fort. Je pense que la mort de cette femme, qui est une sorte de figure maternelle pour elle, a dû me ramener à la mort de ma propre mère… Et réveiller ma culpabilité, et mon envie de me défendre…

— Comment te sens-tu ?

— Détendue, ça s'éclaire, ça se desserre. Ça me va, on peut passer à quelqu'un d'autre.

Gisèle hocha la tête en souriant et se tourna vers le groupe. Les autres psys laissèrent passer un petit moment avant que Philippe prenne la parole à son tour.

« Je voulais que vous me demandiez pardon... »

Dans le métro, en route pour sa séance, Ivana essayait en vain de prendre une décision. Tantôt elle voulait tout envoyer balader, tantôt elle voulait se réconcilier avec Mathilde. Pendant la semaine, elle avait réalisé qu'elle avait besoin d'elle, malgré ses défauts, besoin de son appui et de sa compréhension. Jean avait même réussi à lui gâcher ça ! Son lieu à elle, sa psy à elle qui devait tout comprendre avaient été détournés par cet homme décidément ignoble. Mais aujourd'hui, Ivana allait lui faire voir son erreur, et tout irait de nouveau bien. À moins que… ? Si jamais Mathilde s'obstinait à prendre fait et cause pour Jean, c'en serait fini !

En sonnant à l'interphone, elle se sentit étreinte par une sorte d'angoisse, qui lui rappela celle de ses débuts avec Mathilde. Elle avait l'impression de devoir faire ses preuves, de nouveau. Ce n'était pas juste ! Après tout, c'était Mathilde qui avait mal travaillé, la semaine dernière. Elle avait l'impression de tourner en rond, dans un véritable dialogue intérieur sans fin : « *Je suis fâchée ! – Oui, mais tu as besoin d'elle !* ». Épuisant !

Mathilde n'avait-elle pas eu un ton un peu sec, à l'interphone ? Dans l'ascenseur, Ivana sentit ses doutes l'assaillir. Arrêter la thérapie ? Continuer ? Malgré sa rancœur, l'idée de se passer de ce soutien régulier la terrorisait. Compter sur Sibylle n'était pas une solution : elle était partie prenante et ne pouvait pas l'écouter objectivement. Et puis elle lui avait fait comprendre qu'elle la quitterait si elle arrêtait son travail personnel…

Aujourd'hui encore, le client précédent devait être absent, car Mathilde la fit entrer directement dans la salle. Un peu mal à l'aise, Ivana s'assit sur le divan sans même ôter sa veste et croisa les bras sur sa poitrine. Comment commencer ?

— La semaine a été dure ? s'enquit Mathilde.

— Hmmm, oui…

Difficile de parler. Il fallait trouver les mots pour lui faire comprendre ses torts !

— Je sais que la dernière séance a été difficile pour vous, Ivana. Je n'étais pas là où vous aviez besoin de me trouver. Ça vous irait qu'on reprenne là-dessus, pour réparer la relation ?

Ivana la regarda avec gratitude : c'était exactement ce dont elle avait besoin ! Cette psy n'était peut-être pas si mal, après tout. Myriam, ou plutôt sa belle-sœur, aurait eu raison ? Ivana saisit l'occasion d'exprimer ses reproches :

— Justement, je voulais vous dire… J'ai trouvé que vous exagériez à défendre Jean et sa clique.

— Vous avez eu l'impression que je les défendais ?

Et voilà, elle remettait ça ! « *Vous avez eu l'impression… ?* » Non, mais elle se fichait du monde !

— Je n'en ai pas eu l'impression, c'était évident ! Vous étiez dans leur camp !

Qu'avait-elle à rester silencieuse, à présent ? Elle allait sans doute encore retourner la situation contre elle ! Mieux valait lui couper l'herbe sous le pied.

— J'ai vraiment été déçue ! J'ai même failli ne pas venir aujourd'hui. Et pour tout vous dire, je ne suis pas sûre de vouloir continuer. Je n'ai plus tellement confiance en vous.

— À ce point-là ? Je suis désolée…

Qu'est-ce qu'elle fabriquait ? *Désolée ?* Était-elle *réellement* consciente de son erreur, non, de sa FAUTE ? Ou bien s'agissait-il d'une tactique de psy pour désamorcer le conflit ? Ivana décida de la tester.

— J'aimerais bien entendre des excuses. J'ai passé une semaine horrible à cause de vous…

— Cela dit quelque chose d'important au sujet de notre relation. Quand elle est menacée, vous passez une semaine horrible.

— Oui, par votre faute !

— Je suis vraiment désolée que vous ayez souffert à ce point, Ivana.

— C'est vrai, la thérapie est censée faire du bien, pas faire du mal comme ça !

Et puis qu'est-ce que c'était que ces excuses à la noix ? « *Désolée que vous ayez souffert… ?* », Ivana voulait entendre Mathilde dire qu'elle regrettait ses mots malheureux et qu'elle se sentait coupable ! Mais elle se contenta de soutenir son regard.

— Et vous, vous étiez ennuyée, après la séance ? Ou bien tranquille chez vous, avec votre famille ? Je parie que vous vous moquez de ce que vous faites subir à vos patients. Du moment qu'on vous paie…

Ah ! Aurait-elle fait mouche ? Mathilde semblait mal encaisser le coup porté. Elle prit un moment avant de répondre.

— J'étais ennuyée, vous avez raison. J'ai même consulté quelques collègues pour comprendre ce qu'il s'était passé.

Cette nouvelle causa un choc à Ivana. Mathilde avait consulté des collègues ? Était-ce une bonne ou une mauvaise chose ?

— Vous en avez parlé ? Mais… N'êtes-vous pas tenue au secret professionnel ?

— Bien sûr que si. Votre vie privée est préservée, personne ne connaît votre identité. Mais les psys discutent entre eux lorsqu'ils sont confrontés à un problème. Être capable d'entendre d'autres points de vue est la meilleure façon de protéger les patients.

Ivana ne savait pas comment prendre cette révélation. Elle n'était toujours pas rassurée.

— Mais… Mais alors… Vous ne saviez pas quoi faire ? Ça dépassait vos compétences ?

— Je ne dirais pas cela. Mais j'avais remarqué combien je passais à côté de vous la dernière fois. Je voulais l'opinion de mes collègues pour comprendre ce phénomène.

Cette façon de l'expliquer paraissait tellement... scientifique ! Ivana en voulut à Mathilde d'avoir vécu cette séance de façon si rationnelle alors qu'elle, elle avait été bouleversée. Elle demanda d'un ton acerbe :

— Et alors ? Vous avez compris ?

— Oui. J'ai compris pourquoi j'avais du mal à rester bien en contact avec ce que vous éprouviez.

— Et maintenant ? Vous allez pouvoir ?

— Je le pense, oui. Que ressentez-vous en entendant tout cela ?

— Je... Je suis un peu perdue. Je voulais vous balancer ma colère à la figure ! Et c'est comme si je l'avais perdue.

— Vous en aurez l'occasion, ne vous inquiétez pas. Mais en ce moment, que se passe-t-il, pour vous ?

— Plein de choses différentes. C'est bizarre de vous imaginer parlant à des collègues, cherchant conseil... Ça me fait un peu peur, comme si vous n'étiez pas si solide... En même temps ça me fait plaisir, je me dis que c'est important pour vous, si vous parlez de moi... Je me dis que j'avais raison et que vous étiez en tort, la dernière fois... J'avais envie que vous me demandiez pardon...

— Hmmm... Que je reconnaisse que je vous ai maltraitée... ?

Ivana hocha la tête, et ses yeux se remplirent de larmes. Elle vit que Mathilde la regardait avec beaucoup de douceur. Sa rancœur diminuait de minute en minute.

— Je suis désolée, Ivana. Je vous ai fait défaut la semaine dernière. Vous aviez besoin de moi et je n'étais pas là... Je m'en excuse.

Pourquoi ces mots, qu'elle avait tant souhaité entendre, lui faisaient-ils aussi mal ? Sa douleur devenait insupportable. Ivana s'efforça d'étrangler le sanglot qui montait.

Mathilde se rapprocha.

— Ne retenez pas, Ivana, laissez sortir…, murmura-t-elle.

Ivana cessa de résister et s'abandonna aux sanglots.

Commentaire théorique : le clivage

Confirmer le diagnostic

La suite du travail a confirmé le diagnostic : Ivana est bien *border-line*[1]. Ce terme désigne des personnes souffrant énormément de leurs émotions. Souvent angoissées ou en colère, elles peuvent s'exposer à des dangers (elles ont des conduites risquées comme Ivana courant dans les rues, abusent de l'alcool ou d'autres substances, voire font des tentatives de suicide…). Leur vie est caractérisée par l'impulsivité et l'instabilité, dans les domaines tant personnel que professionnel.

---

1. Voir le livre de Fourcade, J-M., *Les personnalités limites – tous borderline ?*, Eyrolles, 2011.

Quelques éléments de diagnostic :

Ivana présente un certain nombre de ces traits, ainsi que les éléments suivants :

- Elle semble peu centrée, son sentiment d'identité est diffus, notamment dans le domaine sexuel (la relation homosexuelle qu'elle vit avec Sibylle ne semble pas correspondre à un choix bien ressenti, on dirait plutôt qu'elle s'accroche à une bouée de sauvetage).

- Elle est balayée par des émotions violentes (on parlera de manque de régulation affective).

- Elle use et abuse du mécanisme de projection puisqu'elle attribue à d'autres des ressentis qui lui appartiennent (par exemple lorsqu'elle accuse la fille de Jean et Kathryn d'avoir des intentions hostiles, alors que c'est elle qui la rejette). Extrêmement sensible sur le plan affectif, mais dotée de frontières avec l'autre très poreuses, elle ne sait pas quels ressentis existent réellement chez l'autre et lesquels lui appartiennent.

- L'angoisse d'abandon qu'elle ressent dès que Sibylle lui fait un reproche est suffisamment intense pour la plonger dans des états de panique.

- Et surtout, elle manifeste un mécanisme typique de la plupart des troubles *borderline* : le clivage. C'est ce dernier qui fait l'objet de ce chapitre.

Le clivage

Ce qui s'est passé entre Ivana et Mathilde pendant cette phase est typique de ce qui arrive dans les thérapies de certains patients. À savoir que la psy, naguère adorée, est soudain devenue aux yeux d'Ivana une méchante femme qui ne l'écoute pas et ne la comprend pas. De « toute bonne », elle est devenue « toute mauvaise ».

Une définition du clivage

« Cliver », d'après le dictionnaire, c'est « séparer, fendre ». Il y a deux (ou plusieurs) morceaux « séparés », au lieu d'un tout. Dans la vie psychique, lorsque quelqu'un « clive », il n'arrive pas à voir l'autre dans son ensemble et sa continuité : au lieu de cela, il en perçoit tantôt une face bonne, tantôt une face qui semble absolument mauvaise. Il peut idéaliser une personne, la parer de toutes les vertus et lorsque advient un événement, souvent insignifiant en apparence, qui bouleverse tout, la personne jusque là adulée est désormais haïe, honnie, ou crainte.

Le clivage tel qu'on l'entend ici[1] est un phénomène universel. Nous passons tous par là dans notre construction, à des stades très précoces[2]. Le nourrisson n'a pas encore de continuité dans ses perceptions. À un moment, il se sent bien, tout lui sourit, le monde est bel et bon, lui-même est un ange adoré. À un autre moment, il souffre – peut-être a-t-il faim, ou mal, ou se sent-il trop seul, il n'a pas encore de mots pour le dire ni même pour définir ce qui le fait souffrir. Quand il est dans cette détresse, le monde devient sombre et menaçant, il a la perception d'un monde mauvais. Et lui, abandonné de tous, se sent « mauvais » aussi. La discontinuité entre ces moments si différents

---

1. Il s'agit du clivage entre le positif et le négatif. On trouve aussi un aspect de coupure par rapport au ressenti, parfois appelé dissociation, séquelle fréquente des abus dans l'enfance. En psychanalyse, ce terme prend un sens plus précis et souvent associé à une pathologie grave, de type psychotique ou pervers.
2. C'est le stade que Melanie Klein appelle « position schizo-paranoïde », décrite notamment par Hanna Segal dans *Introduction à l'œuvre de Melanie Klein*, PUF, 1969.

est caractéristique de l'immaturité psychique, normale à ce premier âge. Heureusement, peu à peu, nous construisons une continuité : « maman-méchante » et « maman-gentille » deviennent une seule et même maman, parfois décevante ou frustrante, mais bien identifiable ; de même « moi-bon » et « moi-mauvais » s'intègrent en un moi certes variable, mais un seul et même moi.

Ce processus perdure un peu chez la plupart d'entre nous. Nous trouvons par moments un « mauvais objet », un bouc émissaire, quelqu'un qu'on charge de tous les défauts de la terre. En anglais, on trouve l'expression « *the man people love to hate* » : celui qu'on adore haïr, par exemple une célébrité provocatrice qu'on trouve odieuse, mais qu'on regarde tout de même à la télé avec un délicieux frisson d'horreur. « *Quel monstre !* », s'exclame-t-on, indigné. En fait, cela soulage notre part d'ombre d'avoir quelqu'un à détester, quelqu'un à qui faire porter cette noirceur que l'on n'assume pas.

Mais chez certains, ce phénomène reste trop fort et se manifeste à tout bout de champ, rendant la vie singulièrement compliquée et agitée. Ils vivent de grands enthousiasmes, assez contagieux, parfois, suivis d'immenses déceptions. Leur vie entière peut prendre des allures de drame. Les personnes importantes sont tantôt mises sur un piédestal, tantôt descendues en flèche. L'idole d'hier perd aujourd'hui toute sa valeur.

Le *borderline* et son entourage

Nous avons probablement tous connu un ami, ou un ami d'ami, qui avait brutalement rompu une relation à la suite d'un manquement paraissant anodin au départ. Un petit malentendu, un désaccord parfois insignifiant, et l'échange dégénère peu à peu, le ton monte, pour aboutir à un affrontement véhément, ou un blocage irréversible. Plus tard, quand on pense que c'est dommage et qu'il faut se rabibocher… l'ami ne veut plus nous adresser la parole. Parfois la réparation est possible, mais souvent, après un ou plusieurs épisodes de ce genre, advient finalement la rupture. On a affaire à quelqu'un qu'on qualifierait de difficile, et avec qui il faudrait prendre des précautions, éviter certains sujets…

Dans le cas d'Ivana, nous avons déjà plusieurs exemples de tels phénomènes : les disputes avec Sibylle (qui entraînent de grands drames à partir de petits riens), la relation avec Jean (son ex-compagnon), et son vécu avec Mathilde (sa thérapeute).

Avec sa compagne : fusion ou détestation

Entre Sibylle et Ivana, la météo passe rapidement du ciel bleu à l'orage. C'est avec sa compagne qu'Ivana s'emporte le plus souvent bien qu'elle l'aime de tout son cœur. Ce triste paradoxe est assez typique des personnalités *borderline* : plus une relation est investie, plus elle risque d'être orageuse. Dans les débuts, souvent, la sérénité règne, on veut à tout prix maintenir une fusion idyllique et on évite donc de voir les problèmes. Le nouveau partenaire est « tout bon ».

Mais dès qu'un grain de sable vient bloquer le mécanisme, la déception est terrible. La personne qu'on croyait parfaite et qui ne devait jamais nous laisser tomber a donc un défaut ? Ce défaut semble alors rédhibitoire, insurmontable même. Au moment où Ivana se sauve dans la rue, plus rien n'a de valeur. Sibylle ne veut plus d'elle, Sibylle est méchante et le monde entier s'écroule.

Les autres personnes

En général, une personne fonctionnant sur le mode *borderline* rencontre des problèmes dans bon nombre de relations. Pas forcément dans toutes, car ce sont surtout les relations les plus investies qui déclenchent les émotions les plus intenses. D'autres relations qui aident à l'équilibre sont préservées, comme des îlots de sécurité…

Par exemple, Ivana est restée proche d'une ancienne collègue plus âgée qu'elle, Jacqueline, qui lui sert un peu de mère de substitution. Sa relation avec Clara, son ex-belle-sœur, était du même type : Clara avait une dizaine d'années de plus qu'elle, Ivana s'est attachée à elle comme à une sorte de grande sœur. Sa mort prématurée a accentué le phénomène : puisqu'il est impossible de se disputer avec une morte, cette dernière est devenue peu à peu une sorte d'idéal.

On peut donc avoir des rapports relativement sereins avec des collègues sympathiques, mais le patron risque d'être une figure impressionnante, déchaînant aussi des réactions fortes (de peur ou de colère notamment).

La relation avec son ex-compagnon

Le cas particulier de Jean offre une manifestation frappante du clivage : au lieu d'un « bon » Jean alternant avec un « mauvais », elle dispose d'un double de Jean, son jumeau, qui est le « bon » jumeau, laissant Jean rester constamment « mauvais ».

Pendant les premières années, quand Jean et elle étaient amoureux, elle pouvait certes s'emporter lorsqu'il lui semblait défaillant, mais le plus souvent elle le trouvait presque parfait. Il était le compagnon idéal : intelligent, cultivé, créatif, fantaisiste tout en offrant une épaule solide et une bonne écoute.

À l'époque, le frère jumeau de Jean était pour elle une sorte de curiosité, un double de son amour qui vivait sa vie de son côté. Elle trouvait cela fascinant, lorsque toute la famille Nader se réunissait à Noël, d'observer la complicité de ces deux jeunes hommes à la fois semblables et différents. Jacques, en effet, s'était marié, alors que Jean s'opposait à cette institution « bourgeoise ». Il avait eu trois enfants avec Clara, qu'il adorait. Pendant ce temps, Jean et Ivana se querellaient de plus en plus souvent, de plus en plus fort. Leur petit Jonas était né après quelques années, mais cela n'avait pas suffi à apaiser leurs rapports.

Au fur et à mesure qu'Ivana s'éloignait de Jean, le jugeant de plus en plus dur, elle se mit à idéaliser Jacques – parfait époux selon elle, si aimant avec sa femme ! Peu à peu le clivage se figea : au lieu d'alterner entre adorer Jean puis le détester, elle en vint à le détester presque en permanence, ne jurant que par Jacques qu'elle voyait comme une sorte de demi-dieu.

Le clivage opère très fortement dans les relations amoureuses des personnes souffrant de troubles *borderline*[1]. Ici, le fait d'avoir deux personnes qui se ressemblent favorise une fixation, empêchant l'image de l'ex-compagnon d'évoluer. D'habitude, la tâche consiste à intégrer les moments de haine et les moments d'amour en rapport avec une seule et même personne.

Dans ce cas-ci, en revanche, chacun des jumeaux ne porte qu'un des affects : l'un la haine, l'autre l'amour. La tâche thérapeutique consiste à faire de chaque personne une personne entière, ni noire, ni blanche, mais appréhendée dans toute une gamme de gris.

---

1. Le film *37°2 le matin* offre une illustration poignante de ces passages à l'acte épuisants, de la relation alternant si fortement entre amour et une sorte de haine.

La relation avec la thérapeute

Avec Mathilde, la relation est investie et le clivage va être à l'œuvre une bonne partie du temps. C'est tellement typique que cela fait partie des signes aidant au diagnostic, pour un psychopraticien : si le patient alterne entre des moments d'idéalisation et des moments de colère, il est probablement *borderline*.

Pour Ivana, le premier contact a été agréable, puis contrariant : Mathilde n'avait pas prolongé la séance malgré le démarrage tardif dû à son retard – lui-même dû, aux yeux d'Ivana, à l'invraisemblable complexité de l'adresse du cabinet ! Tout de même, elle s'était sentie à l'aise avec cette femme tranquille, qui semblait tout comprendre. Cette impression s'était consolidée au second rendez-vous, après une énième dispute avec Sibylle, quand Ivana avait terriblement besoin d'une oreille compatissante. Elle avait trouvé Mathilde compréhensive et s'était très vite attachée à elle.

Cet attachement rapide est souvent signe aussi de trouble *border-line* : c'est comme si on avait affaire à un très jeune enfant qui fait confiance sans esprit critique, puis qui se fâche totalement si on le déçoit, « *je ne t'aime plus !* » ou « *tu n'es plus ma copine !* ». Le propre de ces troubles est d'être lié à une problématique « archaïque », comme on dit en jargon psy, c'est-à-dire à des problèmes remontant à la jeune vie de l'enfant.

Lors de la séance où Ivana se met en colère, après la scène de l'enterrement de Monica Meltskine, elle éprouve à nouveau le besoin d'être appuyée inconditionnellement. Elle est alors suivie par Mathilde depuis environ six mois, la relation s'est développée et est faite essentiellement d'expériences positives, avec quelques moments de friction. Mais le fait que Mathilde ne la soutienne pas totalement, qu'elle s'enquière des événements et des raisons de ses réactions, lui semble indiquer qu'elle n'est pas de son côté. Cela lui donne l'impression d'une trahison, et la thérapeute, alors, devient associée à Jean, et lui apparaît à son tour mauvaise et dangereuse.

D'où ça vient ?

Normalement, dans une période initiale, tous les jeunes enfants clivent, en vivant des expériences discontinues, séparées les unes des autres. Peu à peu s'effectue une intégration, une continuité dans l'image que l'on a de soi, de l'autre et du monde. Mais pour cela, il faut un entourage stable et « contenant », c'est-à-dire une mère et des parents qui supportent les émotions parfois violentes du nourrisson, qui les reçoivent sans s'affoler.

Bien sûr, tout parent est sujet à ses propres variations. Les imperfections parentales n'ont pas trop d'impact sur la plupart des enfants (cela dépend cependant du tempérament inné du bébé, qui arrive au monde avec une nature plus ou moins sensible)[1] :

- Si les parents vont suffisamment bien, même s'ils perdent parfois patience, l'impact de ces à-coups sur la relation ne sera pas destructeur (du moins si le nourrisson n'est pas trop sensible). Il existe suffisamment de continuité, globalement, pour que le bébé construise une image intégrée de lui-même et de son entourage.

---

1. Un résumé des connaissances sur l'importance du tempérament est proposé dans *La peur de l'autre*, Laurie Hawkes, Eyrolles, 2011. Ce facteur est également mis en avant par Marsha Linehan, dans son ouvrage *Traitement cognitivo-comportemental du trouble de personnalité état-limite*, Éditions Médecine et Hygiène, 2000. Sa vision du traitement des personnes *borderline* fait de plus en plus école.

- En revanche, certains parents étant eux-mêmes mal structurés passent par des moments d'émotion exacerbée, voire de haine envers leur propre enfant, des moments où ils ne peuvent plus assumer leur responsabilité de parents. Dans ce cas, les enfants en gardent une trace, et s'ils sont de nature sensible, la trace peut être très forte. Ils auront beaucoup de mal à se faire des représentations stables et risquent de conserver le clivage entre le parent aimant et le parent effrayant.

Ces défaillances parentales sont plus ou moins prononcées. Parfois l'enfant subit de graves abus, mais il peut suffire que le parent soit froid, ou surtout, irrégulier dans ses réponses.

Dans le cas d'Ivana, sa mère n'était guère un modèle de chaleur aimante. Magda voulait avant tout réussir, être reconnue et respectée dans le domaine professionnel. Avoir un enfant, une famille, n'entrait pas dans ses priorités, mais sa rencontre avec Paul Clarence avait bouleversé ses projets. Cet économiste renommé, professeur respecté à Oxford, l'avait totalement charmée. Quand elle s'était retrouvée enceinte, elle s'était lancée dans l'aventure de la famille, décidée à réussir aussi bien dans ce domaine que dans la sphère professionnelle. Hélas, elle ne put s'épanouir en tant que mère, et le couple se défit peu à peu, jusqu'au départ du père qui aggrava encore le sort de la fillette. Magda, déjà agacée par les besoins de cette enfant qu'elle trouvait difficile, lui reprochait plus ou moins ouvertement d'avoir causé l'échec de son couple. Ivana ne se sentit jamais pleinement acceptée par sa mère, ne reçut pas d'aide pour apprendre à gérer ses propres émotions douloureuses.

Conclusion

Ivana a clivé aussi l'image de ses parents : son père lui a laissé un souvenir merveilleux (alors qu'il ne lui a pas montré beaucoup d'attention), tandis que sa mère lui semble une véritable sorcière (alors qu'elle est, certes, froide, mais a élevé sa fille au lieu de l'abandonner). Renoncer à voir son père comme si bon, sa mère comme si mauvaise, ne sera pas simple pour elle.

Le mécanisme de clivage nécessite un travail souvent long, pour parvenir à sortir du tout ou rien coupant le monde en parts inconciliables. C'est un objectif que le soignant sait être nécessaire, mais que le patient trouve peu attirant. La vie est plus excitante dans les extrêmes ! Plus excitante, mais… difficile. Seule l'intégration des images clivées permet d'accéder à une relative stabilité.

TROISIÈME PARTIE

Une pause estivale

Fin juillet 2003

L'été sera long...

En entrant dans le cabinet, Ivana n'avait même pas envie de regarder sa psy. Quelle hypocrite, celle-là ! Elle lui avait fait croire qu'il existait de vrais liens entre elles, qu'elle ne la laisserait pas tomber – mais au premier mois d'août venu, elle l'abandonnait ! Elle fermait boutique ! À quoi bon lui faire confiance ? Elle aussi était égoïste, comme tous les autres.

Elle s'installa sur le divan et se tourna vers la fenêtre pour fixer obstinément le ciel. Du coin de l'œil, elle perçut un changement de position de la thérapeute qui semblait attendre qu'elle parle. Ha ! Qu'elle patiente donc ! Elle s'apprêtait à partir s'amuser ailleurs, elle pouvait peiner un peu. Ivana n'allait pas lui faire le plaisir de la distraire par des propos de « gentille patiente » ou lui donner une « agréable séance pré-vacances »... Qu'elle aille au diable ! D'ailleurs, Ivana regrettait déjà d'être venue. Elle aurait dû lui poser un lapin et la laisser s'inquiéter. On aurait bien vu si cela lui gâchait un peu ses vacances ! Elle esquissa un sourire.

— Qu'est-ce qui vous amuse ?, demanda Mathilde.

Ah, zut, elle l'avait vue ! Tant pis. Ivana se renferma et garda le silence. Elle haussa les épaules, jeta un vague coup d'œil dans la direction de la psy et, secrètement, se réjouit d'être celle qui tenait les commandes.

— Vous ne voulez pas me parler, aujourd'hui, dirait-on…

« Ça, sûr que je ne veux pas te parler ! Tu peux toujours t'accrocher », songea Ivana, de plus en plus déterminée à refuser toute communication. Elle avait envie de voir Mathilde se démener, se heurter à ses défenses.

— C'est souvent comme ça avant la séparation des vacances. Il arrive que l'on se sente abandonné…

Elle le savait donc ? Mais alors, pourquoi infligeait-elle cela à ses patients ? Ivana haussa les épaules.

— Je comprends que vous soyez fâchée. Vous pouvez même me le dire.

— Je n'ai pas envie de vous faire plaisir.

— Tant mieux. Je n'ai pas envie non plus que vous me fassiez plaisir. Mais vous vous sentirez mieux une fois que vous m'aurez confié vos ressentiments.

Cet encouragement n'arrangeait pas les affaires d'Ivana. Elle sentait une vague d'émotion qui menaçait de la submerger.

— Oui, je vous en veux ! C'est ignoble d'encourager les gens à compter sur vous, puis de les laisser tomber ! Vous me parlez tout le temps de confiance, mais quand je commence à m'appuyer sur vous, vous me trahissez !

— Mmm…

Mathilde soutenait son regard en hochant légèrement la tête.

— C'est injuste ! Il fallait me laisser dans mon isolement, au lieu de m'encourager à m'attacher à vous…

Oh, non ! Les larmes venaient, il n'y aurait bientôt plus moyen d'empêcher sa voix de trembler. Un sanglot lui échappa et elle cacha son visage dans ses bras croisés. Mathilde approcha son siège et posa sa main gauche sur son dos secoué de pleurs convulsifs. Malgré sa rancœur, Ivana se laissa aller au réconfort de cette main qui la réchauffait. Elle avait l'impression de redevenir toute petite, d'avoir seulement cette main à laquelle se raccrocher. Mathilde se rapprocha encore et posa son autre main sur son épaule gauche, comme pour l'entourer et la contenir.

Ivana s'abandonna au torrent de larmes qui semblait devoir couler indéfiniment. Elle perdit toute notion du temps, elle était noyée dans un chagrin d'enfant perdue. Mais peu à peu, le flot finit par se tarir, les sanglots cessèrent, et elle se remit à respirer plus régulièrement. Elle leva le nez pour localiser la boîte de mouchoirs en papier et en attrapa deux, tandis que les mains de Mathilde s'écartaient légèrement pour lui laisser la place de bouger. Ivana fut contente que ces mains ne partent pas complètement, qu'elles restent près d'elle. Elle sentait encore leur chaleur réconfortante, une effleurant son dos, l'autre son épaule.

Après s'être mouchée et essuyé les yeux, Ivana émit un soupir plaintif.

— Ça fait du bien… Mais ça fait mal…

— Oui, murmura Mathilde, d'un ton compatissant.

— Je n'ai pas envie que vous partiez.

— Je sais…

— Hmmm…

Ivana émit un gémissement étouffé.

Mathilde restait près d'elle, ses deux mains avaient glissé le long des bras d'Ivana jusque sur ses mains. Ivana se cramponna brusquement à elle, tout en s'inquiétant de la réaction de la psy. N'allait-elle pas la juger infantile ? Ou bien la rejeter comme faisait Sibylle, comme avait fait sa mère ? Elle n'osait pas la regarder de peur de lire cette expression si familière sur son visage.

— Ivana ?

La voix de Mathilde était douce. La jeune femme osa un coup d'œil vers elle.

— Je suis désolée, murmura-t-elle. J'ai encore fait une crise…

Mathilde lui souriait.

— Ce n'est pas une crise, Ivana. C'est du chagrin.

— Vous ne m'en voulez pas ?

— N'inversons pas tout ! C'est vous qui m'en voulez de vous abandonner tout le mois d'août. Moi, je n'ai rien à vous reprocher.

Elle n'avait vraiment pas l'air d'être agacée. Ivana avait tout de même du mal à la croire, et ne parvenait pas à se rassurer. Sibylle lui disait si souvent qu'elle était collante, dépendante…

— Et je suis désolée, je dois en plus mettre un terme à notre séance…

— C'est déjà l'heure ? Je n'ai pas vu passer le temps.

D'après la pendule, elles avaient même dix minutes de retard. Ivana chercha son chéquier en hâte et, d'une main tremblante, se contenta de signer un chèque.

— Vous voulez bien le remplir ? J'ai du mal à écrire.

Mathilde acquiesça, avec le même sourire rassurant. Ivana ramassa ses affaires et sortit.

« Une danse ? »

Décidément, rien n'allait. Aussi loin qu'elle s'en souvienne, la vie avait été plus ou moins intolérable. Il y avait toujours quelque chose pour anéantir ses espoirs, ou assombrir son horizon. Parviendrait-elle un jour à se sentir en sécurité ? Comment pouvait-elle devenir autonome comme l'y exhortait Sibylle, alors qu'elle se sentait à tout moment en danger d'être abandonnée ?

Après une année de thérapie, c'était pire que jamais. Elle avait le vertige et plus aucun repère. Sibylle en avait marre, elle risquait de la plaquer bientôt. Elle n'en pouvait plus des crises d'Ivana et elle disait régulièrement qu'un break leur ferait du bien.

Se séparer… Cette seule idée déclencha une nouvelle bouffée d'angoisse qui comprima sa poitrine, rendant sa respiration difficile. Son cœur battait à tout rompre. Essoufflée, paniquée, Ivana chercha un banc sur lequel se poser. Mathilde lui avait accordé cette séance en supplément, après les horaires normaux. À 21h passées, il y avait du monde dans les rues en cette soirée d'été, mais les bancs étaient libres.

Une fois assise, elle essaya de retrouver ses esprits, mais les idées se bousculaient dans sa tête. Rentrer ? Sibylle allait la juger infantile dans cet état. Mais où aller ? Il fallait absolument qu'elle parvienne à se calmer, son angoisse l'étreignait trop fort.

Trop nerveuse pour rester en place, elle se remit à errer sans but. Des images l'assaillaient : le visage méprisant de sa mère quand elle pleurait, se confondant parfois avec celui de Sibylle. Toutes deux dédaigneuses, presque haineuses… Elle avait l'impression de devenir folle. Sibylle était tout de même très différente de sa mère ! Elle l'aimait ! Du moins, Ivana l'espérait… Elle gémit de douleur et traversa sans regarder, forçant un automobiliste à freiner en catastrophe. Il klaxonna et lui lança une bordée d'injures avant de redémarrer en trombe.

Elle s'en moquait. Elle avait trop mal pour avoir peur. Ou peut-être trop peur de l'abandon pour avoir peur d'un accident ? En tout cas, elle ne craignait pas de mourir, elle redoutait juste cette souffrance incompréhensible qui l'étreignait. En larmes, elle marcha vers le cimetière du Père Lachaise. Un cimetière, cela semblait s'accommoder parfaitement à son état d'esprit. Évidemment, à cette heure, il était fermé. Dommage…

Un panneau indiquait *Bastille*. Elle prit cette direction, trouvant que le nom d'une prison sur sa route n'était pas fortuit. Sauf qu'en vérité, elle n'était pas enfermée, mais exclue, coincée dehors. Les autres semblaient être en sécurité, elle les voyait derrière les fenêtres.

Des familles lovées dans leur chaleur… La psy allait sans doute aussi retrouver une famille idéale, un mari, des enfants pleins d'amour. Mais elle, elle restait seule, car personne ne voulait d'elle.

Marcher lui faisait du bien. Elle se sentit un peu mieux, comme si le mouvement de la marche évacuait son angoisse. Arrivée à Bastille, elle se réjouit de voir les rues remplies de monde. L'atmosphère joyeuse des promeneurs, des touristes ou des Parisiens profitant de la nuit d'été la baignait de sensations plus légères. Elle se surprit à sourire.

Rue de Lappe, elle entra au *Balajo* et s'assit à une table. La musique rock poussée à fond lui remplit les oreilles et le cerveau, elle cessa de penser aux choses douloureuses. Sur la piste, des danseurs faisaient tournoyer des filles agiles, cela lui rappela les « boums » du lycée, puis les sorties d'autrefois avec Jean, avant la naissance de Jonas. C'était le bon temps… Un jeune homme vint interrompre sa contemplation rêveuse pour l'inviter à danser. Elle hésita – saurait-elle encore aligner deux pas ? Mais elle était venue pour se changer les idées, alors pourquoi pas ? Elle ne risquait pas grand-chose, après tout. Au pire le garçon la trouverait maladroite, et alors ?

Elle se leva en souriant et il la prit par la main pour l'entraîner sur la piste. Il avait de bonnes et grandes mains, chaudes et solides. Il la guida avec une fermeté agréable, sans brutalité, et bien en rythme. Ivana s'étonna d'avoir autant de plaisir à danser avec un homme, à se retrouver dans ses bras. Enhardi par leur bonne entente, il se lança dans des figures plus délicates : un porté qui la fit pousser un petit cri de joie, puis un tombé, l'amenant au ras du sol. D'où lui venait cette confiance en lui ? Elle le laissait la manier comme une poupée, la soulever de terre, la pivoter, la pencher, et tout cela semblait parfaitement naturel, et même excitant.

Il la garda près d'une demi-heure avant de la ramener à sa table, où il proposa de lui apporter un verre qu'elle accepta volontiers. Il s'installa en face d'elle, sans guère parler à cause du bruit. Ils échangèrent leurs prénoms et quelques paroles presque criées près de l'oreille. Il s'appelait Marc, il la regardait avec gourmandise, il lui caressa la main… Ils dansèrent encore plusieurs fois puis, à l'heure de la fermeture, il proposa de la raccompagner chez elle.

Ivana hésita. Elle n'allait tout de même pas lui expliquer qu'elle avait une amie, que Sibylle n'apprécierait pas qu'elle ramène un garçon chez elle… Mais après tout, Sibylle était bien la cause de cette sortie. Si elle était plus compréhensive, Ivana n'aurait pas eu besoin d'aller se consoler ailleurs, elle l'aurait retrouvée pour la soirée. Et puis, c'était bien Sibylle qui refusait qu'elles partagent un appartement, qui proclamait qu'elles devaient rester libres !

Elle sourit au garçon.

— D'accord, j'habite au métro *Stalingrad*.

— Ça va nous faire une trotte ! Mais pas question de laisser une fille rentrer seule à une heure pareille. Tu veux marcher ou prendre un taxi ?

— Marcher, c'est bien…

Le trajet dans un Paris endormi fut ponctué de rires et de baisers. Ivana avait l'impression de redevenir une jeune fille avec ce garçon. Son humeur légère lui fit oublier tous ses soucis, sa psy qui partait, Sibylle et ses reproches… Quand ils arrivèrent chez elle, il lui sembla tout naturel de laisser Marc monter avec elle, entrer, l'embrasser encore. Ils terminèrent la nuit dans une étreinte aussi fougueuse que joyeuse, et Ivana s'endormit facilement.

Le lendemain matin, elle se réveilla la tête en feu, courbatue des orteils jusqu'au bout des doigts. Heureusement que c'était l'été, et qu'elle était en vacances ! Elle émit un grognement endolori en essayant de s'étirer. C'est alors qu'une main vint se poser sur son ventre. Une main d'homme… Elle poussa un cri. La main la caressa un peu, tandis qu'un rire grave montait derrière elle. Elle se retourna.

— Oh, nooon !

— J'ai une si sale tête au réveil ? fit Marc, amusé.

— Non ! Non ! Non ! Et non ! Qu'est-ce que j'ai fait ? Il faut que vous partiez !

— Qu'est-ce qu'il y a ? Tu as un mari ? Il va rentrer ?

— Non, mais… S'il vous plaît, allez-vous-en, vite !

— Tu es si pressée que ça ?

— Vous ne voulez pas comprendre ? J'ai commis une erreur, c'est ma faute, mais il faut absolument que vous partiez, maintenant !

Elle sortit du lit, affolée, en se couvrant tant bien que mal avec son chemisier abandonné par terre la nuit dernière. Marc cessa de plaisanter et se leva enfin. Pendant qu'il se rhabillait en la regardant d'un air éberlué, elle allait et venait dans le petit studio, impatiente, agitée. Il s'approcha pour l'embrasser, mais elle se détourna brusquement.

— Tu ne veux pas qu'on se revoie, alors ?

Elle se contenta de secouer la tête, horrifiée. Le revoir ? Il ne manquerait plus que ça ! Ce garçon ne comprenait vraiment rien. Quand il fut près de la porte, elle dut se retenir de le pousser dehors. Elle parvint à se fendre d'un petit sourire crispé tout en lui disant adieu, et referma le battant vigoureusement avant d'appuyer son front contre le bois frais. Quelle idiote ! Elle avait tout gâché. Elle commença à se taper la tête contre la porte, doucement d'abord, puis plus fort. Elle se mit alors à hurler comme une bête blessée.

« Je me sens revivre ici... »

Peter lui avait passé le volant après le déjeuner puis s'était endormi. Mathilde aimait bien le laisser conduire, il était calme et assuré – bien plus qu'elle, moins habituée. Elle se déplaçait en général à pied, en bus ou en métro, à Paris, tandis que lui prenait la voiture pratiquement tous les jours. Les hommes avaient-ils une plus grande facilité ? Elle s'en voulut d'avoir une pensée aussi sexiste…

Il ronflait légèrement à côté d'elle, le dossier du siège allongé au maximum. Elle eut un sourire attendri. Elle chantonnait sur la musique argentine qui remplissait l'habitacle. Ils avaient fait ce trajet tant de fois ! Depuis une vingtaine d'années, ils venaient chaque mois d'août dans leur maison de l'île de Ré, et souvent à la Toussaint, à Pâques, voire à d'autres moments quand ils pouvaient s'absenter plusieurs jours. Mathilde et les enfants n'accompagnaient Peter aux États-Unis que de temps à autre, puisqu'il profitait de ses voyages professionnels pour voir sa famille.

C'était la première fois qu'aucun des enfants ne faisait la route avec eux. Thomas comptait les rejoindre bientôt pour une semaine avec sa copine du moment, Nina viendrait ensuite en train pour quinze jours. Mais pour le moment, les deux jeunes étaient occupés avec leur travail et leurs amis. La vie avait changé. Mathilde songea à plusieurs femmes qu'elle connaissait, patientes, amies, amies d'amies, dont les couples se désagrégeaient à ce stade-là, une fois les enfants envolés du nid.

Cinquante ans… Elle les avait fêtés fin juillet, avec leurs amis restés à Paris pendant l'été. Sa date de naissance estivale lui avait toujours porté tort pour sa fête d'anniversaire. Elle organiserait un rassemblement plus conséquent à la rentrée – un demi-siècle, ça mérite une bonne nouba. Ne serait-ce que pour conjurer le sort ou l'âge ! Mathilde se trouvait encore assez bien pour une quinquagénaire, mais elle savait bien que nombre d'hommes se détournaient de leurs épouses « encore belles » pour de sémillantes quadragénaires – ou trentenaires !

Elle regarda Peter endormi avec une tendresse mêlée d'inquiétude. L'abandonnerait-il un jour pour une femme plus jeune ? Son mari lui semblait parfois plus lointain, moins empressé pour téléphoner quand il séjournait aux États-Unis. Certes, ses parents vieillissaient, peut-être était-il simplement préoccupé pour eux et leur consacrait-il plus de temps quand il était là-bas ? Mais elle ne pouvait s'empêcher de s'interroger.

Dans les encombrements de La Rochelle, Peter se réveilla. Il s'étira en grognant, regarda autour de lui, tapota la cuisse droite de Mathilde.

— Tu as bien roulé ! S'il n'y a pas trop de monde au pont, on sera bientôt arrivé.

— Ça circule assez bien. On a bien fait d'attendre le dimanche pour partir, avec tous ces embouteillages des chassés-croisés de début août !

Ils avaient toujours préféré perdre une journée ou deux de villégiature plutôt que de s'embourber dans la foule et les encombrements. C'était encore un de leurs points d'entente, outre l'aspect détendu de leur relation. Malgré leurs cultures différentes, la sienne bien française, celle de Peter américaine, ils étaient souvent sur la même longueur d'onde et avaient pu s'accorder sur bon nombre de décisions importantes, notamment concernant l'éducation des enfants. Justement, ils profitèrent du temps qu'il leur restait en voiture pour faire le point sur le sujet. Nina devait terminer son diplôme d'architecture dans un an, elle passerait encore au moins cette année à la maison. Tandis que Thomas, interne en médecine, gagnait à peu près bien sa vie et, avec un peu d'aide parentale, habitait dans son propre studio. Il n'obtiendrait pas son doctorat avant au moins deux ans. Encore faudrait-il qu'il se fixe sur une spécialité ! Pour le moment, il hésitait encore entre la cardiologie et l'oncologie, ce qui inquiétait un peu Peter.

— Tu crois que c'est à cause de sa mère psy qu'il a choisi des disciplines aussi tristes ? Il va voir souvent mourir ses patients…

— Tu es bien prompt à me mettre ça sur le dos ! Et si c'était en rapport avec toi ? Avec le fait que tu aies eu une alerte cardiaque à 45 ans ou que ton père ait eu un cancer de la prostate… ?

— C'est sympa de me le rappeler.

— Toujours prête à essayer de te faire travailler moins dur ! Ça m'inquiète que tu te sois remis à voyager autant, alors que le cardiologue te conseillait une vie calme !

— Je sais, je sais, bougonna-t-il. Mais ce n'est pas toujours simple.

— Oui… Mais fais attention, on tient à toi dans cette famille.

Il semblait sur le point de se défendre encore, mais finalement se contenta de la regarder et posa une main sur sa main droite, sur le volant. Ils poursuivirent en silence, pour arriver enfin à leur havre de paix, à l'extrémité de l'île, aux *Portes*, le coin qu'ils avaient choisi ensemble au début des années 1980, avant que toute la bonne société parisienne n'en fasse une sorte de Montparnasse d'été…

Mathilde éprouvait toujours la même joie dès l'entrée dans le village. Elle coupa la climatisation pour ouvrir les fenêtres, huma le parfum de mer et de conifères particulièrement puissant cette année, avec la chaleur de cette troisième canicule. Les roses trémières et les giroflées débordaient de la moindre parcelle vierge d'habitations. En quelques minutes, ils atteignirent la maison. Peter descendit pour ouvrir le portail et Mathilde gara la voiture dans le jardin.

En posant ses sacs à l'intérieur, Mathilde poussa un soupir de plaisir. Elle regarda autour d'elle, retrouvant les meubles simples, les murs blancs, les aquarelles de bord de mer qui ornaient les murs. Peter la rejoignit et, après avoir déposé un gros carton, vint la prendre dans ses bras. Elle l'étreignit en retour, heureuse. Ils étaient toujours plus proches ici, loin de la ville et de ses tracas.

Ils se réinstallèrent avec aisance, rangeant quelques provisions dans la cuisine, des vêtements dans la chambre, disposant dans le jardin quelques plantes qu'ils ramenaient de Paris où elles étaient à l'étroit, sur le balcon. Quand l'essentiel fut fait, ils s'installèrent dehors pour un apéritif, à l'ombre du pin parasol qui ornait gracieusement le jardin. Il était déjà haut de plusieurs mètres quand ils avaient acheté la maison, et vingt années plus tard, sa cime s'était déployée. Son ombre abritait facilement deux transats confortables. Mathilde poussa un soupir de plaisir en s'étirant sur son siège.

— Qu'on est bien ! Pourquoi ne vit-on pas ici en permanence ?

— Chaque année tu dis la même chose. Mais en fait, tu t'ennuierais, tes patients te manqueraient.

Elle sourit.

— C'est vrai… Je ne suis pas prête à m'immerger dans un tel calme toute l'année durant. Toi non plus, d'ailleurs !

— Moi non plus, acquiesça-t-il, amusé. Mais je me sens revivre.

Ils échangèrent un regard tranquille et complice. À de tels moments, les doutes de Mathilde s'évaporaient. Peter et elle avaient une relation solide.

— Tu veux aller voir la mer avant que le soleil se couche ?

— Et avant que nous nous couchions aussi ! plaisanta-t-il. Bonne idée ! Allons nous mouiller les pieds et contempler l'horizon. De toute façon, il fait tellement chaud cette année, que je rêve de mer depuis le mois de juin !

Après une journée de voiture, marcher jusqu'à la plage leur ferait le plus grand bien. Sans même débarrasser la table, ils allèrent chercher une paire d'espadrilles et la clé de la maison avant de partir dans les rues étroites.

« Racontez-moi votre mois d'août »

Ivana entra avec un grand sourire et alla s'asseoir dans une posture faussement désinvolte sur le divan.

— Alors, comment allez-vous ? Vous avez passé de bonnes vacances ? Vous étiez en famille ?

Mathilde se contenta de hocher la tête en souriant. Quelques instants s'écoulèrent dans le silence, pendant lequel Ivana fit mine d'étudier un tableau accroché au mur.

— C'est joli, ça. C'est nouveau ?

— Pas vraiment, il est là depuis quelques années…

— Ah, bon ? Mais…

La réponse avait apparemment contrarié Ivana qui laissa tomber son masque de gaieté. Elle se tut et regarda par la fenêtre. Mathilde fut plutôt satisfaite. Elle se rappelait bien la détresse de la jeune femme juste avant les vacances, et guettait un affect moins positif.

— Voulez-vous me raconter votre mois d'août ? Cette perspective vous faisait peur…

Ivana haussa les épaules, le visage fermé. Il allait falloir réparer la relation, songea Mathilde. Les vacances et la séparation étaient vraiment difficiles pour certains patients. Elle attendit encore un peu avant d'encourager la jeune femme.

— Ça n'a pas été facile, on dirait…

— Comme si ça vous intéressait vraiment ! Vous cherchez peut-être à vous déculpabiliser ? Vous, vous êtes partie, avec toute votre famille, vous avez dû passer un mois formidable sans vous soucier de moi et de vos autres fardeaux…

— Vous pensez être un fardeau pour moi ?

— En tout cas, vous étiez bien contente d'être débarrassée de moi pendant toutes ces semaines.

— C'est comme ça que vous m'imaginez ? Débarrassée et heureuse ?

Ivana ne répondit pas. Il allait falloir explorer ces idées négatives…

— Ce doit être difficile de me refaire confiance, si vous pensez vraiment cela.

La jeune femme lui jeta un regard plein de rancœur.

— Vous devez être partagée. D'un côté vous m'en voulez, de l'autre vous avez vécu un moment difficile dont vous avez besoin de parler…

— C'est vrai, je vous en veux ! Vous m'avez laissée tomber, et à cause de ça…

— Oui ? Dites-moi…

Mathilde respira plus facilement, soulagée : Ivana cédait plus vite qu'elle ne l'avait craint. Quelques larmes lui montèrent aux yeux et, encore hésitante, elle commença à se livrer.

— J'ai fait une grosse bêtise le soir de notre dernière séance.

À présent, Mathilde était alarmée : Ivana aurait-elle fait une tentative de suicide ? C'était toujours sa hantise. Jusqu'à présent elle n'avait perdu aucun patient, même si un jour, elle avait failli. Une jeune femme suivie en parallèle avec un psychiatre avait avalé tous ses médicaments pour essayer d'en finir. Heureusement, le médecin s'était méfié, et ne lui prescrivait à chaque rendez-vous que la dose nécessaire pour une semaine de traitement. Cela n'avait pas suffi à la tuer, elle avait seulement été hospitalisée quelques jours. Mais Ivana, qu'avait-elle bien pu faire ?

— Vous voulez me raconter ? invita doucement Mathilde.

Ivana hocha la tête tout en pleurant.

— En sortant d'ici, j'étais vraiment mal, angoissée, presque paniquée. Je ne sais pas pourquoi d'ailleurs, parce qu'il y a un an, je ne vous connaissais même pas. Mais c'était comme si je n'arrivais plus à respirer. Et l'idée de retrouver Sibylle me terrorisait : elle déteste tellement que je sois infantile comme ça… Je n'avais nulle part où aller.

Émue, Mathilde se rapprocha et chercha le regard d'Ivana. Mais celle-ci baissait le nez, honteuse.

— J'ai erré un peu. Je me suis retrouvée à Bastille. Je suis entrée dans une boîte où il y avait de la musique, des danseurs. Un garçon m'a invitée, il dansait bien. On a causé, il était gentil, il m'a raccompagnée… Bref… J'ai couché avec lui. C'est une catastrophe !

Ce n'était que ça ! Mathilde eut peine à réprimer un ouf de soulagement. Du moment qu'elle s'était protégée, ce n'était pas irrémédiable. À moins que le jeune homme n'ait été violent ?

— Il vous est arrivé quelque chose ?

— Non, non, il était adorable, ce garçon. Très doux. Il m'a… Il m'a même donné du plaisir. Ce serait plutôt un bon souvenir, sauf que… j'ai trompé Sibylle !

— Vous lui en avez parlé ?

— Non ! Si je lui dis, ce sera terrible ! Soit elle me quittera, soit elle me le rappellera à tout bout de champ. Elle me reproche déjà tellement d'être jalouse, si elle découvre que c'est moi qui ai été infidèle, elle va me le faire payer.

Elle avait réussi à tenir le secret durant tout un mois ? Ivana était plus solide qu'elle ne le pensait !

— Vous avez pu en parler à quelqu'un, ou vous avez porté ce poids toute seule ?

— J'aurais bien eu besoin de vous ! Mais je me suis débrouillée, j'ai appelé mon amie Naïma qui m'a bien écoutée. Elle m'a conseillé de ne rien dire à Sibylle tant que je ne vous aurais pas vue. Qu'en pensez-vous, je dois lui avouer ?

Ah, la demande de conseils ! Mathilde chercha comment la contourner sans paraître brutale. Les patients vivaient souvent mal qu'on leur

118

refuse les paroles de sagesse qu'ils attendaient. Et certains, comme Ivana, repéraient vite les stratégies consistant à répondre par une question : « *et vous, qu'en pensez-vous ?* ». Cela n'interdisait pas de s'en servir, mais si on pouvait trouver mieux…

— Vous avez choisi de garder le silence jusqu'à présent. Si nous creusions un peu vos raisons ?

— Vous ne voulez pas décider à ma place, c'est ça ?

— Vous commencez à me connaître… Je vais vous accompagner vers un choix qui sera le vôtre.

— Hmmm… Je comprends, mais j'aimerais bien de temps en temps que vous preniez position. Enfin ! Je crois que je vous ai déjà dit pourquoi je l'ai caché à Sibylle…

— Vous avez parlé « d'avouer », ce qui est un terme assez fort. Quel serait votre objectif en faisant cela ? Qu'en espéreriez-vous ?

Ivana poussa un grand soupir.

— Je voudrais qu'elle me pardonne…

— Hmm, je comprends. Si vous vous confessiez, et qu'elle vous pardonne, alors… ?

— Alors je serais absoute, comme à l'église. Ça m'ôterait ce poids.

— Oui, ce serait un soulagement… Vous ne vous sentiriez plus coupable.

— C'est ça ! Je serais enfin soulagée de ce secret qui me pèse !

— Oui, ce serait plus confortable… Et Sibylle à votre avis, comment se sentirait-elle ?

Ivana parut surprise. Elle réfléchit quelques instants.

— Mal, probablement. Moi, je serais mieux, et elle… Elle serait mal.

— Comme s'il fallait que quelqu'un porte ce fardeau…

— Oui !

— Mais qui ? Qui va le porter ?

— J'ai tellement envie de m'en débarrasser ! Mais le refiler à Sibylle… Ce n'est pas juste.

Mathilde la laissa quelques instants se débattre avec cette question. Ivana semblait empêtrée dans son dilemme. Elle chercha les yeux de Mathilde d'un air implorant.

— On dirait qu'il n'y a pas de solution idéale, suggéra Mathilde, doucement.

— Aucune ? Ce n'est pas possible !

Mathilde hocha la tête, compatissante.

— Les deux choix comportent des inconvénients importants. Ceci dit, rien ne presse. Vous cachez déjà votre incartade à Sibylle depuis un mois, vous pouvez prendre encore du temps pour peser le pour et le contre de chaque option et en assumer les conséquences.

— Moi qui étais contente de vous retrouver… Finalement, vous ne pouvez pas plus résoudre mon problème que mon amie Naïma !

— C'est vrai, je n'ai pas d'issue magique à vous proposer.

Ivana la regarda de nouveau avec rancœur. Mathilde ajouta :

— Et nous allons arrêter pour aujourd'hui, il est l'heure.

La jeune femme remplit son chèque d'un air mécontent et s'en alla.

Commentaire théorique : l'angoisse de séparation

Une réaction (plus ou moins) universelle

Comme le clivage, l'angoisse de séparation est un phénomène universel[1]. Nul n'est à l'abri. Dès lors que l'on s'attache, la possibilité de perdre l'autre est cause de souffrance.

Comme le dit Alain Ferrant : « *l'angoisse première de perdre l'amour est systématiquement présente dans le processus de séparation. Chaque fois, l'angoisse d'être abandonné, seul et sans secours, vient plus ou moins colorer les émotions qui gravitent autour du fait de la séparation* »[2], car autrui est « *non seulement un objet sexuel, un objet de désirs et de fantasmes, c'est un objet lié à la satisfaction des besoins* ».

---

1. Voir Tomasella, S., *Le sentiment d'abandon*, Eyrolles, 2010.
2. Dans *Manuel de psychologie et de psychopathologie clinique générale*, p. 461 et suivantes.

Autrement dit, sans cette personne, nos besoins risquent fort de ne pas être satisfaits ! C'est particulièrement vrai dans la prime enfance, bien entendu, quand la survie est impossible sans le parent donneur de soins. Mais chez l'adulte aussi, même si l'on peut se débrouiller matériellement, un certain degré de dépendance est inévitable.

Pour affronter la séparation, nous avons tous nos stratégies – conscientes et inconscientes.

- Parmi les stratégies inconscientes, il y a celle qui consiste à provoquer une dispute (on est en colère, on a donc moins mal).

- Consciemment, il est courant de chercher une diversion : s'enfermer dans le travail par exemple, ou bien dans une activité prenante qui nous distrait (jogging ou autre exercice, cinéma, hobby passionnant, bénévolat…).

- Ou encore, on anesthésie l'angoisse ou la peine par l'alcool, les cigarettes, la nourriture, voire des médicaments ou des drogues.

Au cours d'une psychothérapie, la période des vacances réactive ces problématiques, en raison de la séparation plus longue qu'à l'accoutumée.

Ivana nous donne un exemple de cette angoisse, qui peut paraître disproportionnée, vue de l'extérieur. Un mois de vacances nous paraît une suspension raisonnable, mais pour une personne en phase de dépendance, une angoisse d'abandon massive peut se réveiller. Le fait qu'Ivana réagisse si fort témoigne de l'importance qu'a prise la relation thérapeutique dans sa vie. Cette dépendance doit normalement se résoudre, mais le patient *borderline* surtout doit en passer par là.

D'autres vont remettre très vite en route des mécanismes de défense qui les aident à supporter le manque, mais qui tendent à rendre le travail plus difficile au retour. Même pour Ivana qui a en premier lieu ressenti avec violence la douleur de l'abandon, les retrouvailles étaient d'abord bloquées par ce qu'elle avait mis en place pour ne plus ressentir le manque de sa thérapeute.

Le but de ces défenses est de produire l'effet « même pas mal » : on se coupe de son besoin, on se persuade qu'on est mieux tout seul, on se concentre sur tout ce qui est plus facile et confortable, sans l'interférence d'autrui.

La façon de vivre la séparation provient essentiellement de nos expériences d'enfance. Plus on nous aura aidés à nous construire une sécurité intérieure, moins nous aurons peur (consciemment ou inconsciemment) de la séparation. Tout cela peut s'analyser selon plusieurs axes :

Le mode d'attachement

Les chercheurs travaillant sur l'attachement étudient depuis plusieurs décennies les différentes façons dont se tisse cette relation entre l'enfant et les parents. Ils distinguent l'attachement « sécure », l'attachement « évitant », l'attachement « ambivalent/résistant » et l'attachement « désorganisé »[1].

---

1. Guédeney, N., et Guédeney, A., *L'attachement : approche théorique. Du bébé à la personne âgée* (préface Boris Cyrulnik), Elsevier Masson, 2009.

La réaction « la plus saine »

Ceux qui ont vécu un attachement « sécure » savent que les liens durent. Même si l'autre s'absente, il m'aime toujours, il reviendra. Pour cela, j'ai intériorisé en moi non seulement le lien, mais une représentation de la personne « aimée-aimante » qui reste en quelque sorte présente dans mon psychisme. Ainsi, on ne se sent jamais tout à fait seul, le monde n'est jamais tout à fait dépeuplé. Cela n'empêche pas (du tout !) de souffrir de séparations, surtout longues, ou encore pis, définitives. Perdre une personne aimée fait mal, inévitablement, mais on peut le supporter. On sait que l'on va survivre, et l'on conserve en soi une trace vivante de l'être aimé.

Ceux qui s'accommodent (apparemment) bien de la séparation

Il s'agit des « évitants ». Ceux-là vont avoir les réactions « même pas mal » évoquées en introduction de ce chapitre, en s'occupant par ailleurs, en restant détachés autant que possible. Ils ont appris à ne pas compter sur autrui, et le plus souvent l'absence ne leur coûte guère. Au contraire, parfois, ils sont soulagés d'être dispensés de « l'ennui » des obligations relationnelles. Magda, la mère d'Ivana, fonctionne sur ce mode. Elle ne souffre pas de n'avoir pas vu sa fille depuis des années.

Ceux qui souffrent ouvertement

Ceux dont le mode d'attachement est « ambivalent/résistant » souffrent le plus en cas de séparation. Ils vivent un véritable abandon, ne sont pas sûrs de retrouver la personne importante quoi qu'on puisse leur dire. Ils n'ont pas intériorisé une représentation solide de l'autre

124

et du lien avec lui, de sorte que la perspective de l'absence ouvre une sorte de gouffre. On reconnaîtra dans le style « ambivalent/résistant », caractérisé par une alternance entre colère et réaction d'agrippement, une attitude fréquente chez les personnes diagnostiquées « *borderline* ».

Elles oscillent entre :

- L'angoisse d'abandon qui les fait se cramponner à la personne importante.
- L'attaque contre « l'objet » pour lequel elles ont du mal à éprouver de la compassion.

C'est le cas d'Ivana. Non seulement la perspective d'un mois sans voir sa thérapeute l'angoisse terriblement, mais même dans la relation avec Sibylle, elle redoute constamment un abandon possible. Il suffit que sa compagne sorte un soir sans elle pour qu'elle imagine le pire.

D'autres personnes *borderline* ont vécu le dernier schéma d'attachement, dit « désorganisé ». L'attitude parentale a été incohérente voire cruelle, entraînant une réaction incohérente chez l'enfant. Adultes, ils ont tendance à redouter les relations intimes, tout en y aspirant ardemment.

La permanence de l'objet

En théorie...

Cette notion conçue par Piaget[1], provient de la psychologie du développement, et désigne la capacité qu'acquiert l'enfant de savoir qu'un objet hors du champ visuel continue d'exister. Sur le plan

---

1. Piaget, J., et Inhelder, B., *La psychologie de l'enfant*, PUF poche, 2011 (orig. 1966).

cognitif, tout un chacun y parvient. Seuls des troubles importants peuvent nous faire croire que le trousseau de clés que l'on ne trouve plus au moment de partir s'est évaporé.

... et en pratique !

En revanche, sur le plan affectif, c'est une autre paire de manches. Lorsqu'on n'a pas grandi dans un attachement « sécure », on ne construit pas correctement ce qu'on peut appeler un « bon objet interne », c'est-à-dire une intériorisation de l'adulte donneur de soins. Sans cette image intérieure, c'est comme si l'autre disparaissait dès que le contact est rompu.

Ainsi Ivana, lorsque Sibylle ne lui téléphone pas plusieurs fois dans la journée, commence à se persuader qu'elle ne l'aime plus. Et pendant l'absence de Mathilde, au fil du mois, elle s'est dit peu à peu que la psy se moquait d'elle. Au retour des vacances, elle joue les indifférentes, pour éviter d'être blessée ou humiliée.

Les états du moi[1]

La construction du « moi Parent »

Si l'on a grandi dans un environnement favorable, on a intégré de bons « objets internes » qui vont contribuer largement à la constitution de notre « état du moi Parent ». On portera donc partout et à tout moment avec soi un Parent interne capable de nous soutenir et

---

1. Toujours dans le grand livre de l'Analyse Transactionnelle, avec les trois états du moi Parent, Adulte et Enfant.

de nous réconforter, ce qui est précieux pour affronter les moments de séparation et de manque (et tous les moments difficiles, d'ailleurs). La permanence de l'objet affectif peut être traduite en ces termes.

Le « moi Enfant »

Par ailleurs, ayant grandi avec cet entourage soutenant, on conservera un « état du moi Enfant » peu ou pas douloureux. C'est-à-dire qu'on évitera les blessures à vif ou les zones cicatricielles susceptibles de se rouvrir lors des difficultés nouvelles de l'existence. Cela aussi aide à affronter séparations et pertes : si elles réveillent notre « moi Enfant », cela ne se traduira pas par l'impression de sombrer dans un abîme, comme c'est le cas pour ceux qui ont eu une enfance solitaire et malheureuse (voire traumatisante).

Le « moi Adulte »

Avec ces deux points forts, « l'état du moi Adulte » est capable d'évaluer l'impact réel de la séparation (et de la plupart des situations). Par exemple lors des vacances, même si le psy va nous manquer, on sait que cela ne durera qu'un moment, on organise notre emploi du temps sans séances, on prépare la rentrée.

Conséquences pour le transfert et le contre-transfert

Définition du transfert

Le terme « transfert » désigne la réactivation de ressentis et d'attitudes, pour la plupart inconscients, que nous avons vécus avec nos parents. Ce phénomène se produit dans certaines relations importantes du présent – surtout

•••/

\•••

dans la relation de psychanalyse ou de psychothérapie. Face à cette personne qui s'occupe de moi, dans une fonction qui a quelque chose du parental, je revis de façon peu rationnelle des éléments du passé. Le psy peut me paraître effrayant, froid, jugeant, etc., alors qu'il ne l'a pas été. Mon transfert cause donc souvent une déformation de mes perceptions, m'amenant par exemple à croire que le praticien m'a regardé d'une façon accusatrice, qu'il avait un ton critique, qu'il m'aime ou ne m'aime pas...

Dans le transfert, le clivage se conjugue avec l'angoisse d'abandon pour donner lieu à de fortes fluctuations.

Tant que Mathilde est là, qu'elle écoute, comprend, consacre son attention pleine et entière à Ivana, celle-ci peut l'idéaliser. Elle lui semble un bien meilleur parent que les vrais qui s'occupaient d'elle de façon si imparfaite ! Mais si elle lui fait faux bond, si elle déplace une séance, si elle a une tournure de phrase malheureuse, si elle ne la comprend pas bien, si elle oublie un élément de son histoire ou part en vacances, alors elle chute de son piédestal. Ivana oscille donc entre admiration/gratitude, et une colère pouvant confiner à la haine, souvent liée à une angoisse terrible d'être rejetée.

Définition du contre-transfert

Le contre-transfert, c'est ce que vit le professionnel d'irrationnel et essentiellement inconscient, face au patient. Cela inclut les aspects provenant de son propre passé non résolu, comme l'a illustré la séquence de supervision de Mathilde, mais aussi des ressentis dus à l'interaction avec cette personne-là en particulier.

Avec les patients *borderline*, le thérapeute est souvent fortement affecté par des émotions intenses, bien plus qu'avec un patient qui ne clive pas. C'est comme si les éléments clivés et gommés étaient portés par le psy. Cela nécessite souvent aussi de la supervision, non pour résoudre les problématiques personnelles du professionnel, mais pour permettre à ce dernier de re-poser ses propres frontières en démêlant ce qui lui appartient de ce qui provient du patient.

Ça arrive !

Dans ses tentatives pour reprendre son identité propre, le psychopraticien risque de commettre des maladresses, par exemple en se défendant par des arguments logiques : « *mais il est normal qu'on prenne des congés, en France. Vous-même…* ». Alors qu'à de tels moments, il a surtout à entendre le vécu du patient, aussi irrationnel et injuste fût-il.

Ne dramatisons pas, ces erreurs ne sont pas forcément irrémédiables – et constituent même, souvent, des opportunités d'analyser ce qui s'est passé et ce qu'en a fait le patient. Ainsi, pour Ivana, le fait de pouvoir reprocher à Mathilde son absence, de se sentir acceptée dans sa réaction, l'aide à construire un Parent interne compréhensif.

Avec des patients mieux structurés, ou lorsque la thérapie est plus avancée, de tels arguments contribuent à redonner une juste place au thérapeute, qui n'est plus vu comme une sorte de parent idéal ou de surhomme, constamment bienveillant et à disposition, mais devient un humain comme les autres, qui a besoin de repos et de vacances.

Conclusion

Un autre angle pour comprendre les problèmes des personnes *borderline* concerne le mode d'attachement « insécure » qui n'a pas permis l'intériorisation d'une bonne présence parentale. Ce manque entraîne des angoisses parfois massives d'abandon, qui rendent les séparations, par exemple lors des vacances, particulièrement difficiles à vivre. Le thérapeute devra accompagner ces crises avec solidité et fiabilité pour aider la personne à construire ce Parent intérieur, et acquérir ainsi une plus grande autonomie.

QUATRIÈME PARTIE

Séparations et nouvelle vie

Décembre 2005

Dehors pour de bon !

L'emploi du temps d'Ivana en cette année 2005-2006 lui laissait la matinée du mardi libre, et elle était en week-end à partir du vendredi à 15h. Elle adorait ces moments loin du lycée. Certes, elle les consacrait essentiellement à préparer ses cours ou corriger des copies, mais passer du temps tranquille à la maison, à travailler avec une bonne tasse de thé à portée de main, quel délice ! Surtout depuis qu'elle avait emménagé dans l'appartement de Sibylle, deux ans plus tôt. Ensemble, elles avaient bâti un vrai nid, un foyer où toutes les deux se sentaient bien, quand elles ne se disputaient pas. Et leurs fameuses disputes se faisaient rares.

Cependant, ce changement n'était pas entièrement positif. Parfois, Ivana avait l'impression que leur amour faiblissait de jour en jour. Sibylle était de plus en plus froide, non ? Moins de disputes ne signifiait-il pas moins de passion ? Ivana tâcha de chasser cette préoccupation de son esprit car ce genre de questionnement mettait sa compagne hors d'elle. Il fallait « *penser positif* », comme elle l'avait lu dans un livre.

En ce vendredi de début décembre, pas de préparation de cours. Sibylle avait pris une RTT, et les deux femmes comptaient faire les magasins pour commencer leurs achats de Noël. En descendant au métro *Ourcq*, Ivana se hâta le long du boulevard Jean-Jaurès. Il faisait froid et une pluie fine tombait. La lumière déclinait déjà à partir de 16h. Arrivée à leur immeuble, elle composa le code et se réfugia dans la relative chaleur du hall pour secouer son parapluie. Elle grimpa vite l'escalier et ouvrit la porte avec impatience.

Quand elle vit Sibylle, elle comprit tout de suite que quelque chose n'allait pas. Sa compagne n'avait même pas tourné la tête en l'entendant entrer. Elle faisait même mine de continuer à lire. Ivana hésita.

— Euh, salut ! Tu es prête ? On devait faire des courses, tu n'as pas oublié ?

Sibylle daigna enfin lever les yeux et la regarda sans sourire.

— Non, mais ça ne me dit plus rien. Décembre, la foule dans les magasins, merci bien !

— Mais on avait décidé ensemble, l'autre jour ! Tu sais bien ? Pour chercher un cadeau pour Muriel et Caroline…

— On avait décidé, on avait décidé… *TU* avais décidé, oui !

— Mais tu étais d'accord ! Pourquoi tu ne veux plus ?

— Je n'ai jamais vraiment voulu, tu m'avais encore forcé la main. C'est toujours pareil, avec toi. Si on ne fait pas exactement comme tu veux, c'est le drame.

Quelle injustice ! Ivana dut faire appel à toute sa volonté pour se contrôler. Noël approchait, elle n'avait aucune envie de se disputer. Elle prit quelques grandes respirations, comme elle l'avait appris au yoga. Puis elle rouvrit les yeux et s'approcha de Sibylle en se forçant à « penser positif ».

— Allez, ne fais pas ta mauvaise tête ! Allons faire nos courses comme prévu, ce sera sympa, tu verras…

— Et si je préfère rester là et faire l'amour ?

Ivana se tut, sidérée. Leur échange n'invitait pourtant guère à l'érotisme !

— Ne me regarde pas comme ça ! C'est normal, ce que je te propose. On est un couple, non ? Un couple, ça fait l'amour.

— Oui, mais je… Je ne m'attendais pas…

— Ça, non, tu ne t'attends jamais. Je suppose que tu n'as pas envie, comme d'habitude ? railla Sibylle.

Elle la dévisageait d'un air dur.

— C'est que… Non, là, je…

— Évidemment ! Ça m'aurait étonnée !

Ivana eut l'impression que son cœur allait s'arrêter de battre. Certes, ce n'était pas la première fois que Sibylle lui faisait une scène du type « *Je n'en peux plus, tu es insupportable* ». Heureusement, comme sa thérapie l'aidait à se contenir, elle n'avait pas fait de crise importante depuis au moins six mois, Sibylle avait donc moins de raisons de chercher la bagarre. Curieusement, elle continuait pourtant à la critiquer, sous des prétextes divers. Elle lui reprochait de rentrer trop tard, trop tôt, de travailler trop ou bien pas assez. À d'autres moments, elle ne lui parlait plus, niant pourtant lui faire la tête. Ivana ne comprenait pas ce qu'il se passait, mais se retenait de trop poser de questions, pour éviter de fâcher sa compagne.

Aujourd'hui, ces reproches dépassaient le niveau habituel. Sibylle semblait vraiment débordante de colère.

— Mais qu'est-ce qu'il y a ? demanda Ivana, la bouche sèche. Tu es fâchée ? Qu'est-ce que j'ai fait ?

— *Qu'est-ce que j'ai fait ?* minauda Sibylle d'un air dégoûté. Et ce ton geignard… Tu ne te rends vraiment pas compte ! ?

— Euh… Non… S'il te plaît, dis-moi ! Quel est le problème ?

— Ma pauvre fille, tu es vraiment aveugle !

— Ne me parle pas comme ça ! Ne me traite pas de pauvre fille !

Ivana essayait encore de se maîtriser, mais l'explosion n'était plus très loin. Elle avait l'impression que son sang faisait du bruit en battant dans ses bras, ses oreilles, et que sa tête gonflait, que ses poumons brûlaient.

— Ah, oui, toujours les mots interdits, tous ceux qui te rappellent ta mère ! Eh bien je te traiterai de pauvre fille si j'en ai envie ! Elle n'a peut-être pas tort, finalement, ta mère. Je trouve moi aussi que ça te va bien, « pauvre fille »…

— Mais… Tu disais que j'avais fait des progrès ! Et moi aussi, je trouve que je vais mieux. Je suis plus adulte, je ne t'appelle plus au travail, je ne te fais plus de scènes en public….

— Tu crois que ça suffit ? Tu me fais rire… Et le sexe ? Tu es aussi coincée que mon arrière-grand-mère !

— Pourquoi tu me fais mal comme ça ? Je rentre toute gaie pour te retrouver, c'est bientôt Noël, et tu m'accueilles à coups de poignard. Qu'est-ce qui te prend ?

Sibylle eut un rire sarcastique.

— Et maintenant, tu vas encore partir en courant dans la rue, je suppose ! Ne compte pas sur moi pour te poursuivre cette fois. Et tant pis si tu te fais écraser.

— Arrête de me provoquer ! On dirait que tu veux aller au clash !

— C'est ça, essaie de rejeter la faute sur moi !

— Mais c'est bien toi qui me cherches, cette fois !

— Oui, eh bien, après des années où tu as fait la gamine, c'est peut-être mon tour de me lâcher, maintenant ! Allez, sois la grande, fais quelque chose pour moi !

— Mais quoi ?

— Je te l'ai dit : fais-moi l'amour. Sois entreprenante, sensuelle. Séduis-moi. Je t'attends.

Elle la regardait avec dans les yeux du défi plutôt que de la passion. Ivana se serait tapé la tête contre les murs. C'était pourtant vrai, le sexe avec Sibylle avait pratiquement disparu depuis qu'elles habitaient ensemble. De toute façon, Ivana n'avait jamais été très libre sur le plan physique. Certains actes, certains gestes l'inhibaient complètement. Elle sentit les larmes lui piquer les yeux. Sibylle prit un air méprisant.

— Ça y est, elle se met à pleurer !

— Tu es trop méchante. Pourquoi tu es méchante comme ça avec moi ?

— J'en ai marre. J'en ai marre de toi. Tu es une paumée, toujours à réclamer des preuves d'amour ! Tu n'es jamais heureuse de nos bons moments. Tu veux toujours que ce soit comme au tout début sinon tu as peur. Tu refuses que je voie mon ex, que je sorte sans toi. Tu m'étouffes ! L'idée de passer encore Noël avec toi me donne envie de vomir. Je ne veux pas d'un bébé dépendant, moi. Je veux une compagne adulte ! Une vraie lesbienne, qui me désire, qui me touche, qui me prend…

— Tu… Tu ne veux plus de moi ?

— Peut-être bien…

— Mais… Je suis en thérapie depuis trois ans pour toi ! Ça ne te suffit pas ?

— Pffff ! Tu vois ? Tu fais ce travail pour moi, c'est encore un truc de gamine ! Une adulte serait en thérapie pour elle-même, tandis que toi, tu cherches toujours mon approbation. C'est trop lourd. Tu es trop lourde, j'en ai assez de te porter !

Ivana jetait des regards affolés autour d'elle, en quête d'un appui, d'un repère. Elle avait l'impression que le monde s'effondrait, que tout à l'intérieur d'elle s'écroulait. Comment ramener Sibylle à la raison ?

— Tu veux qu'on aille ensemble en thérapie ? Ou chez un conseiller conjugal ? Tu veux que je consulte un sexothérapeute ?

Sibylle haussa les épaules, lui adressa un regard dur. Ivana frissonna, elle ne voyait plus du tout d'amour dans ces yeux-là. Plus d'amour… Une sorte de calme froid vint remplacer son affolement.

— Ça fait longtemps que tu projettes de me larguer ? Tu as rencontré quelqu'un d'autre, ou quoi ?

— Aaaaaah, encore ta jalousie !

— Là, j'aurais peut-être des raisons. C'est bizarre que tu veuilles tout d'un coup te débarrasser de moi…

— Oh, et puis j'ai bien le droit ! C'est chez moi, ici ! Ma vie m'appartient ! Si je veux changer de bonne femme, je le peux ! Je suis libre !

Ivana la fixa, bouche bée. Toutes ces années, Sibylle l'avait traitée de parano quand elle redoutait qu'elle la trompe ou la quitte. Et maintenant, ses pires craintes se réalisaient.

— Alors c'est ça… Tu me jettes comme une vieille chaussette…

— Oh, ça va, tu ne vas pas faire encore la victime ! Tu as une psy pour te consoler, si tu es incapable de faire face comme une grande.

— Tu es ignoble ! C'est toi qui me dégoûtes…

— Tu te permets de m'insulter ? Mais fiche le camp d'ici, sors de chez moi ! Je ne veux plus te voir ! Allez, ouste, dehors ! *DEHORS ! !* »

Le visage empourpré, Sibylle avait attrapé Ivana, l'avait secouée et avait fini par la pousser vers la porte. Ivana la regardait, comme dans un état second, en se laissant bousculer plutôt que de se battre. Elle sentait que la violence physique risquait d'éclater si elle résistait. Sibylle ouvrit la porte avec rage et la propulsa sur le palier. Elle retourna à l'intérieur attraper le sac et le manteau d'Ivana qu'elle jeta dans sa direction, avant de lancer une dernière invective :

— Tu n'as qu'à porter ta misère ailleurs ! Cherche-toi une autre infirmière ! Moi, maintenant, je suis libre !

Appuyée contre le mur, tremblante, Ivana resta un long moment immobile. Que s'était-il donc passé ? Pourquoi ce déchaînement d'agressivité ? Et que faire, maintenant ? Elle avait rendu son appartement depuis deux ans, sa seule adresse était ici…

Elle ramassa ses affaires et descendit lentement l'escalier, marche après marche, avec l'impression d'être enveloppée de brouillard. Dehors, l'avenue était noire de monde. Les piétons se bousculaient, les voitures étaient collées les unes aux autres, dans un vacarme assourdissant. Il pleuvait toujours, mais le parapluie était resté dans l'entrée, à la maison. « *La maison* »… Ce n'était plus chez elle, à présent. Les larmes lui montèrent aux yeux. Abasourdie, elle s'aperçut que pour le moment, c'était davantage la perte de sa vie « de famille », de son foyer, qui lui faisait mal. Sibylle avait été tellement odieuse que l'idée de la perdre ne semblait pas si horrible.

Avait-elle prémédité cette dispute ? Encore sous le choc, Ivana ne cessait de se repasser la scène. Elle revoyait Sibylle déjà renfermée à son arrivée, apparemment fâchée. Elle devait avoir une autre amie, c'était sûrement ça. Depuis des mois, elle se comportait bizarrement, se montrait distraite, ou souvent froide et agressive sans raison. Et cette façon de la provoquer, d'essayer de la pousser à bout… Comme si elle cherchait un prétexte pour rompre. Voulait-elle être libre avant Noël ? Passer les fêtes avec l'autre femme ? Ou bien était-ce une sorte de test ? Sibylle l'avait-elle mise à l'épreuve pour décider si elle devait l'envoyer promener ou non ?

Sans savoir où aller, Ivana quitta l'avenue pour se diriger vers le canal de l'Ourcq. Marcher au bord de l'eau l'avait toujours apaisée. Comme la nuit était tombée, les lumières du quai jetaient sur la surface de longs reflets dansants, multicolores, piquetés par les gouttes de pluie. Ivana contempla les couleurs changeantes du grand immeuble double construit pour remplacer les Magasins Généraux. Cette vision familière la réconforta un peu, tandis qu'elle avançait vers le bassin de la Villette. Arrivée au pont de Crimée, elle traversa pour longer le bassin par le quai de Seine. Les joueurs de pétanque n'étaient pas de sortie par cette soirée froide et humide. En fait, elle était presque seule, pour une fois. Elle passa sous le pont piétonnier, et arriva bientôt près du grand cinéma, ouvert depuis quelques mois. Sibylle et elle avaient déjà commencé à y prendre leurs habitudes… Mais depuis combien de temps pensait-elle à la quitter ? Était-ce une décision impulsive, prise ce soir ? Ou bien y songeait-elle depuis un bon moment ?

Tout lui rappelait Sibylle, décidément. Il fallait penser à autre chose – un vrai défi ! Avant tout, il fallait trouver un endroit où se réfugier… Ivana retraversa le bassin en passant devant la grande Rotonde, pour aller s'installer dans le café *Le Jaurès*. Elle prit une table tout au fond, dans la terrasse vitrée, pour regarder les passants. Il était à peine 18h, les gens se hâtaient dans les rues, par deux, par trois… Ivana se sentait tellement seule ! Tout le monde semblait accompagné sauf elle.

Le garçon lui apporta un picon-bière qu'elle se mit à boire lentement, en essayant de s'empêcher de pleurer. De sa place, elle voyait le métro aérien, la convergence de plusieurs grandes avenues, et devinait la rue de l'Aqueduc où habitait son amie Naïma. Tiens, Naïma… Toujours chaleureuse, elle. Son compagnon et elle étaient des artistes peu conventionnels, toujours prêts à ouvrir leurs bras et leur porte aux chiens abandonnés. Ivana n'avait pas le courage de téléphoner, d'expliquer. Elle composa un SMS laconique : *JE PEUX DORMIR CHEZ VOUS ?* Et reçut cinq minutes plus tard une réponse : *BIEN SÛR, VIENS DÎNER !*

Soulagée, Ivana paya sa consommation et sortit de nouveau affronter la pluie.

Chapitre
19

« Aime-moi, maman ! »

Mathilde raccrochait le téléphone au moment où la sonnerie de l'interphone retentit. Elle se leva pour presser la touche ouvrant l'accès à l'immeuble et entrouvrit la porte du cabinet avant de retourner s'asseoir sur son fauteuil. En attendant que l'ascenseur arrive, elle songea à la dernière séance d'Ivana. En ce moment, elle la trouvait bien. En un peu plus de trois ans, la jeune femme avait beaucoup évolué. Elle savait mieux contenir ses émotions, ne provoquait pratiquement plus de drames, surtout avec Sibylle. Et même au lycée, où ses collègues lui avaient jadis paru hostiles et les élèves insupportables, elle commençait à établir de meilleurs rapports. Outre Myriam, qui l'avait initialement adressée à Mathilde, une seconde collègue semblait devenir une amie. Comment s'appelait-elle, déjà… ? Ah, oui, Rachida. Une prof de physique, ou de maths…

Ivana poussa la porte et entra. Elles se sourirent, pendant que la jeune femme posait ses affaires sur le siège habituel, avant de s'installer sur le divan. Elle poussa un grand soupir et annonça tout de go :

— Sibylle et moi, c'est fini.

Passé quelques secondes de stupeur, Mathilde réfléchit et demanda posément :

— Fini ? C'est vraiment définitif ? Ou est-ce une nouvelle crise ? Vous en avez traversé pas mal, toutes les deux…

— Non, cette fois, c'est vraiment fini.

— Vous avez l'air très sûre. Et même, presque tranquille…

— C'est vrai. Cette fois, je vais pouvoir le supporter. Je ne veux plus essayer, supplier, quémander, me plier en quatre… C'est terminé. Elle ne veut plus de moi, et moi… je crois que je ne veux plus d'elle non plus. Je ne m'en rendais pas compte, mais la scène de vendredi dernier m'a vraiment ouvert les yeux. En fait, depuis des mois, elle s'énervait facilement contre moi. Je me demande si elle ne m'avait pas déjà trouvé une remplaçante… C'était comme si elle voulait absolument prouver que j'étais toujours aussi malade – peut-être pour justifier la rupture… ?

Mathilde la regarda avec un mélange de compassion et de fierté. Cette jeune femme en avait fait du chemin, pour pouvoir parler ainsi, sans s'écrouler. Elle qui devenait folle d'angoisse, naguère, à la seule idée de pouvoir un jour perdre Sibylle !

— Vous me racontez ?

— Pour tout dire, je ne comprends pas encore. J'étais à peine arrivée qu'elle s'est mise à m'attaquer. Elle ne voulait plus faire les courses de Noël avec moi, et elle affirmait que c'était juste une idée à moi, un caprice. Ensuite elle a exigé que je lui fasse l'amour.

Mathilde ne put dissimuler sa surprise.

— Exigé… ? Juste après vous avoir fait des reproches ?

— Exactement ! Déjà que je n'avais plus de désir ces temps-ci. Mais là, la situation n'était pas…

— Pas très érotique ?

— C'est ça ! Évidemment, je n'ai pas pu la satisfaire, ça a dégénéré, et puis finalement, elle m'a jetée dehors.

— Jetée dehors ? Mais…

— Oui, je sais, je n'aurais jamais dû rendre mon appartement. Ça va être coton d'en trouver un autre. Mais officiellement, c'est chez elle. Le bail est à son nom.

C'était une situation vraiment délicate, songea Mathilde. Ivana n'avait plus que sa mère, et leurs relations étaient tout sauf bonnes. Elles ne s'étaient pas vues depuis un bon moment. Pas de frères et sœurs, pas d'oncles ou tantes en France. Une famille anglaise à laquelle elle était peu liée, du côté paternel. Une grand-mère très âgée qu'elle n'avait rencontrée qu'une fois, en Serbie…

— Comment vous débrouillez-vous ?

— Pour le moment, je suis hébergée chez mon amie Naïma. Son mari est cool et leur fils aîné est en pension en province, ils me prêtent sa chambre. Je vais chercher une location. Heureusement, j'ai mon statut de prof et ma paie d'agrégée. Vu le coût de la vie à Paris, ce ne sera pas royal, mais je m'en sortirai.

Elles se turent un instant.

— Je suis vraiment épatée, Ivana. Vous avez incroyablement mûri…

La jeune femme eut l'air ravie.

— C'est vrai, je suis fière de moi. Triste aussi, mais fière de me sentir forte. Ceci dit, j'ai pleuré toutes les larmes de mon corps la première nuit. Et de nouveau le lendemain, et les jours suivants, par crises. Il y a encore des moments où je perds mon sang-froid. Je m'en veux de m'être laissé manipuler comme ça ! J'aurais dû avoir le courage de rompre moi-même. C'est peut-être ça qu'elle voulait, d'ailleurs…

Elle resta un moment pensive, puis reprit :

— En tout cas, je ne sombre pas. Je réfléchis, et je comprends plein de choses…

— Oui ? Lesquelles, par exemple ?

— Eh bien, tout d'abord, je vois que Sibylle ne supportait pas que j'aille mieux. J'avais toujours pensé qu'elle me quitterait à cause de ma pathologie, de mes crises à répétition. Mais en fin de compte, plus j'étais sereine, plus c'était elle qui s'énervait. Vous m'aviez dit quelque chose de ce genre, quand je vous racontais une dispute. Vous pensiez qu'elle avait besoin que j'endosse son propre mal-être…

Mathilde hocha la tête et prit la parole.

— Oui, l'été dernier, au moment de votre départ en vacances. Je pensais qu'elle était angoissée à l'idée du départ, mais qu'au lieu de le dire, elle avait préféré se quereller avec vous.

— Exactement ! Je le comprends, maintenant. Quand j'y repense, je vois le drôle de petit sourire qu'elle a eu en jetant son sac par terre, quand j'ai fini par crier, « *si c'est ça, tu n'as qu'à ne pas venir !* ». À l'époque, je m'étais dit que j'avais rêvé, et qu'en fin de compte, j'avais gâché son été. Mais elle voulait vraiment éviter notre voyage en tête-à-tête… Peut-être avait-elle déjà rencontré quelqu'un ?

Elle s'était recroquevillée, ses bras croisés sur sa poitrine tremblaient légèrement.

— Que se passe-t-il, Ivana ? En vous ?

— Je ne sais pas, je… C'est idiot, on dirait que j'ai peur…

— Ne jugez pas, restez avec ça. Essayez d'accentuer ce tremblement…

Ivana pencha la tête en avant, se mit en boule. Elle émettait de petits gémissements, comme si elle souffrait physiquement. Mathilde rapprocha son siège.

— Oui, c'est ça. Laissez-vous aller à sentir ça.

— J'ai peur, j'ai peur, j'ai tellement peur !

— Mmm, peur… Qu'est-ce qui vous vient ?

— J'ai l'image de ma mère… Ma mère qui ne veut pas de moi…

— Mmmm…

Mathilde se contentait d'émettre un son rassurant, pour manifester à Ivana sa présence et son soutien. La jeune femme commençait à se balancer en pleurant doucement.

— Maman… Maman… Pourquoi tu ne m'aimes pas ?

— Essayez « *aime-moi, Maman* ».

— Aime-moi, Maman. Aime-moi, Maman…

— Dites-le-lui plus fort.

— Aime-moi, Maman ! J'ai le droit d'être aimée ! Aime-moi !

Cela venait bien ! À présent Ivana exigeait, elle tapait sur le gros coussin que Mathilde avait posé à côté d'elle. Sa voix devenait de plus en plus forte et affirmée.

— Aime-moi ! Fallait pas me faire si tu ne voulais pas m'aimer !

— Dites-lui, pour voir : « *Tu m'as faite, tu dois m'aimer !* »

— Oui ! C'est vrai, ça ! On ne fait pas d'enfants si on ne veut pas les aimer. Tu m'as faite, maman, tu dois m'aimer !

— C'est votre droit de naissance, Ivana. Vous n'êtes pas un fardeau, vous n'êtes pas un problème. Vous étiez un beau bébé qui méritait qu'on l'aime.

Ivana la regarda bien en face, se remit à pleurer. Mais à présent, ce n'étaient plus des larmes de victime rejetée. Elle pleurait pour cette enfant qui n'avait pas été accueillie.

— Oui, c'est mon droit. Elle aurait dû m'aimer…

Mathilde hocha la tête fermement. Ivana lui saisit brusquement une main, s'y cramponna comme pour vérifier qu'elle ne la laissait pas. Mathilde répondit en serrant sa main en retour, en soutenant toujours son regard.

Après un moment, la sonnerie de l'interphone retentit. Ivana sursauta légèrement, regarda la pendule. Elle sourit un peu en desserrant les doigts, et Mathilde se dégagea doucement pour aller répondre.

Quand elle revint dans la pièce, Ivana avait l'air calme, presque heureuse.

— Quelle séance ! J'ai l'impression de revenir d'un grand voyage…

— C'est un peu ça, confirma Mathilde.

Elle se sentait satisfaite, soulagée même. Elle avait craint que la rupture imposée par Sibylle ne fasse régresser Ivana, mais la jeune femme semblait au contraire se développer dans cette crise. Quelle joie de la voir ainsi !

Nul n'est parfait...

Mathilde posa le journal et décrocha le téléphone au milieu de la seconde sonnerie : c'était Peter. Elle était contente d'entendre sa voix, mais redoutait un peu la conversation, car ces derniers temps, cela ne se passait pas très bien entre eux. Ils étaient souvent décalés, incapables de se mettre sur la même longueur d'onde.

— Bonsoir, chéri. Ça me fait plaisir que tu appelles.

— Ça ne fait pas si longtemps ! Pourquoi, il y a un problème ?

— Pas du tout, je me réjouis simplement. Alors, tes négociations avancent bien ? Tu vas pouvoir rentrer bientôt ?

— Je t'avais dit que ça prendrait du temps. Je n'ai pas encore fixé de date.

— Mais tu rentres avant Noël, tout de même… ?

— Évidemment, je serai là pour Noël ! Je te l'ai promis, je l'ai promis aux enfants. Un peu de confiance, que diable !

Et voilà, ils étaient de nouveau incapables de se comprendre, Peter était déjà sur la défensive. Que leur arrivait-il ? Mathilde se sentait à la fois inquiète et agacée. Il parlait de rentrer pour Noël, mais serait-il là le 25, le 24, ou quelques jours plus tôt ? Allait-elle devoir assumer seule tous les préparatifs, ou y participerait-il ? Elle hésitait à poser la question, il semblait tellement de mauvais poil, ce soir… 23 heures à peine passées. Il était donc environ 17h à New York, il n'avait sans doute pas fini sa journée.

— Tu fais une pause pour me téléphoner ?

— Oui, ils sont partis faire le point avec leur équipe avant que tout le monde s'en aille. Tu sais comme les gens rentrent tôt, ici.

— Oui, cette manie de dîner vers six heures, ça m'a toujours sidérée.

— Ce sont les Américains, très famille !

Quand ils parlaient d'autre chose, cela accrochait moins. Eux qui avaient toujours communiqué plutôt facilement, ils n'arrivaient plus à échanger sur leur relation. Pour une psy, c'était navrant ! Mathilde fit encore un essai :

— Ce n'est pas leur pire défaut… Et à propos de famille, je reviens sur Noël…

— Oui, quel est le problème ?

— Qui a parlé de problème ? Tu prends la mouche pour un rien, aujourd'hui ! Je voudrais juste pouvoir prévoir un peu avec les enfants, savoir quand on pourra compter sur ta présence.

— Mais je ne sais pas, je te dis ! Arrête de me mettre la pression. Je rentrerai dès que je le pourrai, il va falloir te contenter de ça. Autre chose ?

Blessée, Mathilde se tut. Il la traitait comme une relation d'affaires, avec des objectifs à remplir : « *Autre chose à l'ordre du jour ?* ». Avant, il demandait des nouvelles des enfants, du père de Mathilde, de son travail, de la maison… Il se confiait spontanément sur ses démêlés professionnels, ses contacts avec ses parents, les invitations chez les collègues américains… Elle n'eut même pas envie de l'interroger vu son humeur massacrante.

— Non, rien d'autre… Et toi ?

— Rien non plus. Je vais m'allonger un quart d'heure avant de reprendre les discussions. Dors bien.

— Merci, bon courage pour tes réunions. Je t'embrasse.

— Moi aussi.

Elle raccrocha, le cœur lourd. La situation n'avait rien de dramatique, se raisonna-t-elle. Mais elle et Peter perdaient le contact, et ce plaisir que leur procuraient autrefois presque toutes leurs conversations. Avant, quand il partait loin, ils se parlaient au moins une heure par jour, sauf en cas d'impossibilité. Maintenant ils traitaient les questions matérielles par email, et le téléphone ne servait plus qu'une ou deux fois par voyage, lorsque Peter avait un moment libre. Avait-il plus de temps jadis, moins de responsabilités peut-être ?

Elle songea à sa patiente Ivana, à cette relation tellement investie qui venait de mourir. Et si son propre couple était en train de décliner ? Si Peter avait rencontré une jeune Américaine avec laquelle il pourrait vivre là-bas, près de ses parents vieillissants ? Une femme d'affaires comme lui, pas une psy qui réclamait régulièrement des échanges

« profonds ». Il s'en plaignait quelquefois devant leurs amis. « *Elle veut toujours qu'on parle de cœur à cœur, mais moi, parfois, je n'ai rien sur le cœur, il n'y a que mon ventre qui s'exprime !* ». C'était toujours sur le ton de la plaisanterie, bien sûr, mais tout de même… Et s'il en avait assez d'elle ?

Et elle, en avait-elle assez de lui ? Elle songea à Gabrielle et à son psychiatre de mari avec lequel elle entrait dans des débats passionnés. Ça devait être formidable de pouvoir parler « psy » même au petit déjeuner. Peter n'était pas obtus, mais sa propension à l'introspection avait des limites.

Mathilde alla se coucher la tête pleine de ces questionnements. Elle eut un sommeil agité de rêves compliqués.

Propriétaire comme une grande

Ivana gravit en courant les escaliers du métro *Stalingrad* pour arriver sur le quai de la ligne 2. En vivant chez Naïma et Michel, elle retrouvait ses anciennes habitudes de transport, puisque avant de cohabiter avec Sibylle, elle avait eu un joli studio près du canal Saint Martin et fréquentait cette station. Le trajet pour se rendre chez la psy était le même qu'au début de sa thérapie. Un peu plus de trois ans après…

Elle s'installa près de la fenêtre, du côté gauche, pour pouvoir contempler la Rotonde et le bassin de la Villette au passage. Cette vue l'avait toujours réjouie. Aujourd'hui, quelques semaines après la rupture, elle ne se sentait pas vraiment joyeuse, mais pas effondrée non plus. Elle sourit en imaginant le « petit Parent intérieur » dont lui parlait parfois Mathilde. Elle se l'imaginait comme un lutin invisible qui lui tapotait l'épaule en la félicitant. « *Bravo, ma cocotte, tu tiens le coup !* ».

Au petit déjeuner, Naïma et elle avaient parcouru les petites annonces immobilières. Tout était si cher à Paris ! Consacrer chaque mois un bon tiers de son salaire au loyer d'un studio lui semblait de moins en moins acceptable. Après tout, elle aurait 39 ans dans quelques mois, n'était-il pas temps de s'installer de façon plus pérenne ? « *Tu pourrais devenir propriétaire, comme une grande ?* », avait lancé Naïma, l'œil rieur. Ivana l'avait regardée d'un air ébahi, comme si tout d'un coup des possibilités insoupçonnées s'ouvraient à elle. Les deux amies s'étaient mises à chercher dans la rubrique « achat », oubliant donc les locations. Ivana calculait à haute voix :

— Mon père m'a laissé une petite somme, à sa mort, et j'ai continué d'économiser une partie de mon salaire tous les mois… Je crois que je peux viser, voyons…Un deux-pièces dans le 9-3, par exemple à Pantin, Bagnolet ou Montreuil !

— C'est super ! Tu as raison, il y a pas mal d'offres. C'est nettement moins cher, et tout près. Je viendrai te voir !

Trois annonces semblaient intéressantes, et Ivana avait pris rendez-vous pour des visites, profitant des vacances scolaires qui venaient de commencer. Cette perspective la dynamisait, elle avait hâte d'en parler à Mathilde.

En entrant dans le cabinet, elle trouva la pièce de consultation ouverte et alla tout droit s'installer en prenant à peine le temps d'ôter son manteau.

— Je vais devenir propriétaire ! déclara-t-elle.

— Vous allez… Ah bon ?

La psy semblait totalement prise de court, Ivana jubila d'avoir fait son petit effet.

156

— Oui, puisque je suis SDF, il faut bien que je me loge. Et ce matin, j'ai eu l'idée d'acheter un appartement, au lieu de chercher quelque chose à louer, de devoir convaincre un propriétaire… J'ai l'impression de devenir vraiment adulte !

— Vous, vous ne cessez pas de me surprendre, s'amusa Mathilde. Je m'attendais un peu à vous voir abattue, même si vous gériez très bien la situation. Mais là…

— Oui, j'ai décidé de transformer mon malheur en or, comme vous dites quelquefois. Sibylle me jette ? Eh bien, je vais en profiter pour démarrer une nouvelle vie.

— Vous avez l'air contente…

Mathilde lui souriait avec ces yeux aimants qu'elle prenait parfois. Ivana s'étonna tout de suite de sa propre réflexion. Jamais encore elle n'avait pensé aux « yeux aimants » de sa psy. En général, quand elle allait mal, elle ne la trouvait jamais assez compatissante. Elle avait l'impression de la voir vraiment, peut-être pour la première fois.

— Et vous, vous avez l'air un peu triste. Douce, et un peu triste…

Mathilde lui sourit encore en esquissant un hochement de tête.

— Vous m'observez, aujourd'hui, il se passe quelque chose de nouveau entre nous. Je pense que c'est bon signe… En tout cas, je me réjouis pour vous. C'est un beau mouvement de vie que vous exprimez.

— C'est vrai, je me sens vivante, c'est bien le mot. Je n'aurais jamais cru ça de moi ! Perdre Sibylle, pour moi, c'était le cauchemar absolu. Mais maintenant, même si je traverse des périodes où j'ai l'impression que je ne vais pas m'en sortir, à d'autres moments, je me sens optimiste, pleine d'idées. Je réfléchis beaucoup. Et ma relation avec Sibylle… je ne la vois plus de la même façon.

— Que voulez-vous dire ?

— Au début, quand on s'est rencontrées, c'était extraordinaire. J'avais l'impression d'avoir enfin trouvé ma place, Sibylle me comprenait parfaitement. Nous étions vraiment des âmes sœurs. Elle devinait ce que je pensais, ce que je sentais. Et on avait exactement les mêmes désirs, au même moment. C'était magique. Mais au bout d'un an ou deux, la magie n'a plus fonctionné aussi bien. Nous étions de moins en moins sur la même longueur d'onde. Vous vous rappelez ce que je disais ?

— Bien sûr. Vous vouliez absolument retrouver ce paradis perdu…

— C'est ça… Mais maintenant, même ce supposé paradis ne me semble plus aussi bien. Cette fusion était une illusion, en fait.

Mathilde se pencha en avant, visiblement très intéressée. Ivana se sentit encouragée, comme si la psy la félicitait de ses découvertes.

— Oui, je croyais que nous partagions un amour parfait, que nos deux âmes fusionnaient. Mais je crois que nous cherchions juste à nous rassurer l'une l'autre en nous ressemblant.

— En vous ressemblant ?

— Je veux dire qu'aucune de nous n'était plus totalement elle-même. Nous nous adaptions l'une à l'autre pour essayer de préserver cette sorte de gémellité.

— Gémellité… ?

— Oh ! Je ne sais pas d'où m'est venu ce mot ! C'est sorti tout seul. Évidemment, ça me fait penser à Jean et à Jacques…

— De quelle façon ?

— Au fond, je crois que j'ai toujours été jalouse de ces deux-là. Au début, quand je suis tombée amoureuse de Jean, le fait qu'il ait ce jumeau me fascinait. J'essayais d'imaginer comment c'était, d'avoir un autre soi-même. Déjà, j'aurais aimé avoir une sœur, au lieu de me retrouver toujours seule face à ma mère. Surtout une jumelle, ça aurait été formidable !

— C'est vrai, vous étiez terriblement seule, comme petite fille…

Ivana prit quelques instants pour imaginer son enfance avec une sœur, une sœur identique, qui aurait été son portrait craché, qui aurait toujours été de son côté… Elle soupira.

— Oui, j'avais bien besoin de compagnie ! C'est comme si j'avais grandi avec un manque permanent, un vide dans le cœur.

— Sibylle devait combler ce manque ?

— Je pense qu'en me mettant avec elle, j'espérais trouver à la fois une mère vraiment aimante, et une sœur jumelle. Et ce fut délicieux… Pour un temps ! Moi, je crois que j'aurais volontiers continué ainsi, si Sibylle était restée aussi attentionnée. Mais dès qu'elle a pris un peu de distance, j'ai paniqué.

— Et elle vous l'a reproché. Tout comme votre mère détestait que vous montriez vos besoins.

Ivana se remémora le début des problèmes avec Sibylle.

— C'est ça… Elle était comme maman, elle ne supportait pas que je ne la trouve pas parfaite ! En fait, au fur et à mesure, elle est devenue de plus en plus comme maman. Tous les problèmes étaient toujours de ma faute…

La psy hocha la tête. Elle semblait d'accord avec tout ce que découvrait Ivana.

— En fait… Je me demande si je suis vraiment lesbienne.

— Qu'est-ce qui vous fait penser cela ?

— Eh bien… Pendant la dispute, Sibylle m'a dit une chose étrange, « *je veux une vraie lesbienne* »… Ça m'a fait réfléchir. C'est vrai que je n'ai jamais été attirée par une autre femme. Et puis cette façon de chercher une bonne mère… Ce n'est pas normal, de chercher un parent dans la personne qu'on aime… ?

Elle regarda Mathilde pour avoir une réponse. La psy esquissa une moue dubitative.

— Quoi ? Ce n'est pas vrai ?

— Vous savez, la plupart des gens cherchent un bon parent chez leur partenaire…

— Vraiment ? Mais c'est… c'est fou !

— Ça paraît fou parce qu'on pense à l'inceste. Mais nous avons tous des blessures qui datent de l'enfance que nous espérons guérir avec l'être aimé.

— Comment ça ?

— Quand nous vivons une relation fortement investie, cela réveille les manques – et les plaisirs – de notre enfance. Nous espérons toujours que, cette fois, l'autre va nous combler. Parfois, c'est ce qui arrive, et c'est délicieux. Mais souvent, nous restons frustrés. Avec un peu de chance, nous apprenons à supporter ce manque, tout en gardant la relation d'amour. C'est ce qui nous fait grandir.

Ivana resta bouche bée quelques instants. Ce n'était donc pas si étrange d'avoir cherché à être maternée ?

— Tout de même, Sibylle trouvait ça très pesant, mon côté enfant blessée…

— Disons qu'en général, nous avons plusieurs registres dans une relation. Des moments où nous sommes comme un enfant qui a besoin d'amour et de réconfort, et d'autres où nous prodiguons de l'amour, d'autres encore où nous rions ensemble, réfléchissons ensemble, pleurons ensemble, faisons l'amour…

Ivana resta pensive. Sibylle aurait-elle été heureuse avec elle si elle avait fait montre de plus de variété dans ses besoins ?

— En tout cas, je ne me vois pas de nouveau avec une femme. C'est comme si cette page-là était tournée. L'ennui, c'est qu'il n'y a pas non plus d'hommes autour de moi. J'ai un peu peur de rester célibataire à vie, maintenant…

Mathilde acquiesça, ce qui ne semblait pas de bon augure.

— Vous pensez que je suis bisexuelle ? Ou peut-être que je ne suis tout simplement pas faite pour vivre en couple ?

— Vous venez à peine de mettre fin à une relation longue, il va vous falloir un peu de temps pour savoir ce que vous voulez. Pour le moment, il s'agit de franchir ce cap. Vous verrez après.

Elle regarda la pendule et ajouta doucement :

— Il est l'heure, Ivana, nous allons devoir nous arrêter.

— Déjà ? Et vous fermez boutique pour les fêtes, je ne vais pas vous voir avant quinze jours !

— C'est vrai…

Mathilde la regardait avec sollicitude, l'air interrogateur. Ivana répondit à la question implicite :

— Ça va aller. Heureusement que Naïma m'héberge pour ce premier Noël sans Sibylle… Je ne sais pas ce que j'aurais fait, sinon. Vive l'amitié !

— Oui, l'amitié, ce lien précieux…

Ivana sortit son chéquier et remplit un chèque sans se tromper, d'une main solide.

Commentaire théorique : émotions, relations et mentalisation

Au chapitre 17, il a été question des émotions insupportables liées à l'abandon, que l'on gère comme on peut – en les projetant sur autrui, en explosant, en les enfouissant totalement en soi… Cette question des émotions est au cœur de la problématique *borderline* et des aléas relationnels si fréquents pour ces sujets. Nous l'étudierons ici sous l'angle de la régulation affective et de la mentalisation. Puis nous mesurerons l'impact de ces capacités sur les relations humaines.

La régulation affective

Gérer ses émotions

Une des fonctions primordiales du parent « contenant » (le plus souvent la mère) est de nous apprendre à gérer nos émotions. « Gérer », c'est-à-dire d'abord supporter, mais aussi comprendre ce qu'on ressent, l'atténuer au besoin, l'exprimer, pouvoir le communiquer à autrui : cet autrui dont on décode peu à peu les émotions au fur et à mesure que l'on maîtrise les siennes.

Débordement d'émotion ou absence d'émotion

En l'absence de cette capacité, nous sommes le jouet de nos mouvements affectifs qui nous balaient parfois comme autant de tempêtes. Cependant, toutes les personnes fonctionnant au niveau *borderline* ne sont pas aussi explosives. D'autres vivent au contraire, au lieu de ces bouffées de passion, dans un univers affectif très plat, dénué de couleur. Elles ont presque totalement réprimé leurs émotions, on dit aussi qu'elles les « sur-régulent ». Ce phénomène est généralement dû à des traumatismes graves qui ont rendu l'attachement et ses manifestations affectives trop dangereux, au point que l'enfant a appris à étouffer ce qu'il ressentait.

Ça se joue dès le plus jeune âge !

Dans le développement normal, les moments de ressenti intense du bébé sont pris en charge par le(s) parent(s). Une mère qui va bien peut supporter l'état de son petit, tout en en étant affectée, en empathie. Elle va communiquer au nourrisson à la fois sa compréhension de ce qu'il vit et le fait qu'elle ne s'affole pas, qu'elle trouve cela gérable. Par exemple, si le petit hurle, tout remué par les sensations de faim qu'il ne décode pas, elle peut le tenir (ce qui le contient déjà physiquement) et lui parler, de cette voix presque chantonnante, si particulière, qu'adoptent les parents « *oh, oui, tu as faim ! Tu as hâte ! C'est dur d'avoir faim comme ça ! Mais tu vas voir, ça vient, ça vient !* ».

164

Lorsque l'enfant grandit, il éprouve des choses de plus en plus complexes dont les causes sont elles-mêmes de plus en plus complexes. La mère tâche d'accompagner tout cela, de continuer à décoder les ressentis et de les traduire pour l'enfant. Lui, ainsi compris et accompagné, apprend à comprendre ce qu'il ressent et pourquoi, et peu à peu il apprend également à interpréter ce qu'il se passe chez les autres.

Si à ce stade, l'enfant n'a pas été bien encadré, on va retrouver chez la personne adulte des difficultés à supporter ou comprendre les émotions qu'elle éprouve. Cela l'amènera peut-être à consulter. En psychothérapie, un des objectifs sera de reprendre et mener à bien cette tâche qui n'a pas pu être accomplie pendant l'étape de développement correspondante. Ce n'est jamais une mince affaire ! Il faut de la délicatesse.

Seuil affectif et dissociation

Pour aider quelqu'un à apprivoiser ses émotions, il convient de respecter ce que Cornell appelle le « *seuil affectif* »[1] (*the affective edge*). Il s'agit d'un niveau optimal d'émotion, en thérapie, en dessous duquel la personne est à l'aise mais n'évolue guère ; mais lorsqu'on le dépasse, elle ne peut le supporter (elle est submergée d'émotion ou bien se coupe totalement, on parle de « *dissociation* »[2]).

---

1. Voir Cornell, W., et Olio, K., « La dimension affective du traitement d'abus corporels subis dans l'enfance », *Actualités en Analyse Transactionnelle*, 6, 72, 1994, pp. 179-192.
2. En psychiatrie, la dissociation est un signe grave de psychose, mais dans les psychothérapies actuelles, on utilise ce terme pour décrire le fait de se couper de son ressenti, d'être là sans être vraiment présent.

Un tango ?

On peut comparer ce travail à la tâche d'un danseur de tango invitant pour la première fois une danseuse dont il ne connaît pas le niveau. Il commence par des figures simples, et au fur et à mesure augmente la difficulté. Quand le contact est perdu entre eux, il simplifie de nouveau et, au besoin, marque même une pause pour retrouver l'harmonie avec sa partenaire. De même, le psychopraticien va inviter son patient à explorer des situations de plus en plus investies émotionnellement. Quand l'intensité dépasse le seuil affectif, il revient à des échanges plus neutres. Ainsi, grâce à cet accompagnement attentif et patient, le client pourra apprendre à supporter des doses d'émotion croissantes, et donc des situations variées.

La mentalisation[1]

Un manque de régulation

Peter Fonagy, un psychanalyste britannique réputé pour ses travaux et ceux de son équipe, voit au cœur de la dynamique *borderline* un manque de « *mentalisation* ». Ce terme mérite une explication – forcément simplifiée, car les auteurs y ont consacré plusieurs ouvrages[2]. En résumé[3], il s'agit de pouvoir faire face à ce que nous vivons, qu'il s'agisse d'événements extérieurs ou de notre état intérieur, avec nos capacités mentales – en pensant

•••/

------

1. Ce terme a d'abord été introduit par Pierre Marty et l'école de psychosomatique française. On en trouve des explications dans l'ouvrage *L'ordre psychosomatique* et dans une petite brochure simple, *Mentalisation et psychosomatique*.
2. Le plus important étant de Fonagy, P., Gergely, G., Elliot L. Jurist, Target, M., *Affect Regulation, Mentalization, and the Development of the Self*, Karnac, 2003.
3. Voir aussi Hawkes, L., « Une pensée qui contient : A.T. et mentalisation », *Actualités en Analyse Transactionnelle*, 134, 2010, pp. 24-41.

\•••

et en ressentant. Lorsque notre psychisme ne peut remplir cette fonction, notre corps a tendance à exprimer la difficulté psychique par une maladie ou des souffrances physiques. Ou encore, comme le proposent Fonagy et ses collègues, nous n'arrivons plus à penser, débordés par la situation stressante, et nous nous « défoulons » par des explosions émotionnelles. On comprend aisément le lien avec le manque de régulation émotionnelle, qui nous empêche de bien « mentaliser » lorsque nous sommes fortement affectés.

Ce phénomène est particulièrement notable chez des sujets aux mêmes problématiques qu'Ivana, même s'il est présent à divers degrés chez tout un chacun. Intuitivement, nous savons tous que certaines circonstances dépassent nos capacités de « gestion » : face à une peur intense, par exemple, nous perdons toute logique et risquons de paniquer. Nous savons aussi que nous ne sommes pas tous égaux : certains peuvent supporter des situations incroyablement stressantes tout en conservant leur calme et une réflexion claire : un chirurgien, un tireur d'élite, doivent pouvoir garder « la tête froide », quoi qu'il arrive – ils se situent hors normes. La plupart d'entre nous ne pourraient pas rester concentrés face à un risque de mort !

Au fond, chacun possède une sorte d'échelle intime d'événements plus ou moins supportables, avec des « spécialités » :

- Telles personnes, qui s'effondrent si l'être aimé s'éloigne, pourront en revanche très bien affronter une situation dangereuse en haute montagne.

- D'autres, qui se sentent assez solides au plan relationnel, peuvent paniquer si leur sécurité physique ou celle d'un proche est en jeu.

167

Ce qui est particulier au fonctionnement *borderline* est la vulnérabilité extrême aux menaces de perte de contact, alors que la personne peut très bien assumer de lourdes responsabilités par ailleurs.

Émotions, mentalisation et relations

Plus la relation est importante, plus les affects sont intenses, surtout au premier signe de risque d'abandon. Nous avons vu, chapitre 17, la vulnérabilité particulière à l'angoisse d'abandon, qui engendre une véritable panique en cas de menace. Si on ne sait pas réguler cette panique, ou la moduler, elle peut bloquer la mentalisation. Il devient alors impossible de discuter calmement, rationnellement.

C'est encore pire lorsque la relation réunit des personnes ayant toutes deux des difficultés à mentaliser. Il y a de fortes chances qu'en cas de problème au moins l'une d'elles perde sa capacité de recul et s'emporte – ou bien qu'elles alternent.

Ainsi entre Ivana et Sibylle. Tant qu'Ivana allait mal, Sibylle en souffrait mais, en même temps, le mal-être de sa compagne lui conférait un rôle clair. Elle était « la forte », et Ivana l'enfant fragile. Plus tard, elle semble mal supporter les progrès d'Ivana qu'elle avait pourtant réclamés. La relation ne comportant plus assez de drames pour satisfaire un besoin inconscient chez elle, elle a commencé à s'intéresser à une autre femme. Sa façon de rompre révèle ce fonctionnement. Au lieu d'exposer calmement son désir de sortir de la relation, nous l'avons vue provoquer Ivana pour l'obliger à faire ce choix. Et, n'y arrivant pas, elle finit par la pousser dehors *manu militari*.

En Analyse Transactionnelle, nous qualifions ce genre de dynamique de jeu psychologique, c'est-à-dire un enchaînement d'échanges piloté à un niveau inconscient, nous conduisant, de façon souvent répétée, à un dénouement douloureux. Ces séquences plus ou moins brèves ont pour but (toujours inconscient) de confirmer notre vision de nous-mêmes, des autres, de la vie.

> Ainsi Sibylle, restée convaincue de l'immaturité d'Ivana, tente inconsciemment de la pousser dans ses anciens comportements explosifs pour démontrer qu'elle est toujours invivable. Comme elle s'était fixé pour objectif inconscient de prouver que la relation n'était plus viable, il fallait que quelqu'un « craque », et c'est elle-même finalement qui perd son calme.

Les états-limites et les addictions

Une « solution » fréquemment utilisée par les personnes souffrant ainsi de leurs émotions consiste à « endormir » la douleur, en absorbant quelque chose qui étouffe le ressenti.

Un des moyens les plus répandus, chez les femmes du moins, est la crise boulimique. Une fois qu'on a avalé une énorme quantité de nourriture, on est en général un peu assommé. Hélas, le soulagement ne dure guère, car la honte, la culpabilité, la colère contre soi tendent à se manifester rapidement. Mais la panique provoquée par la séparation, par exemple, aura été escamotée par ce cycle boulimie/culpabilité. D'autres addictions remplissent la même fonction : anxiolytiques, drogues illégales, sport à outrance… Tout cela vise le plus souvent à effacer ce qu'on ne peut supporter[1].

---

1. Comme le décrit Joyce McDougall dans *Éros aux mille et un visages*, Gallimard, 1996.

Ivana ne souffre pas de tels problèmes, car elle laisse exploser son mal-être et cherche même à se faire aider mais, parfois, la présence de l'autre reste intolérable (quand elle se dispute avec Sibylle). Avec ces personnes, le traitement sera plus facile : les émotions sont plus accessibles que chez quelqu'un qui les enfouit sous un problème d'addiction faisant écran.

Conclusion

Le manque de régulation affective et de mentalisation rend les relations intimes particulièrement difficiles puisqu'un problème, même négligeable, occasionne explosions ou réactions excessives chez la personne, bloquant sa capacité à raisonner. Ces deux domaines, liés de près, sont donc également importants à traiter pour aider un sujet *borderline* à garder des relations apaisées sur le long terme.

CINQUIÈME PARTIE

Une histoire mère-fille

Juillet 2006

« Quelle hystérique
tu fais, ma fille ! »

Ivana ne parvint pas à lire dans le métro. Pourtant, elle avait réussi à s'asseoir à côté de la fenêtre, ce qui lui évitait d'être bousculée par la foule de ce samedi soir. Mais la ligne 4 secouait énormément, Ivana n'arrivait pas à souligner proprement l'ouvrage de pédagogie qu'elle lisait. En plus, la jeune fille assise en face d'elle ne cessait de jacasser dans son téléphone, c'était insupportable. Et que sa copine lui avait dit ci, et qu'elle lui avait répondu ça, et que l'autre, et que truc, « *tu y crois, toi, à ça ?* ». Malgré les regards noirs que lui jetait Ivana, la bavarde continuait de gratifier tout l'entourage des détails insipides de sa conversation.

Mais si Ivana était tendue, c'était parce qu'elle se rendait chez sa mère. Cela faisait bien deux ans qu'elle n'était pas allée au quartier latin, plus longtemps encore qu'elle et sa mère ne s'étaient pas vues. Elles s'étaient parlé au téléphone, oui… deux ou trois fois, mais ne s'étaient pas vues. Ivana avait un peu le trac. À force de creuser avec sa psy dans son passé, d'évoquer toutes les souffrances liées à sa mère, elle avait fini par conclure qu'il fallait affronter le dragon. Sur une impulsion, elle avait appelé et pris rendez-vous.

Elle descendit à la station *Odéon* et marcha une dizaine de minutes jusqu'à l'immeuble de sa mère, rue Guynemer, face au Jardin du Luxembourg. Ce lieu idéal aux yeux de tant de Parisiens n'éveillait pour elle que des souvenirs douloureux, et elle eut un léger frisson en composant le code de la porte cochère. Dans l'ascenseur, elle sentit son cœur battre plus fort, plus vite : ses paumes devinrent moites. À croire qu'elle allait passer un examen ! se dit-elle, agacée. Mais peut-être en était-ce un ? L'examen de son évolution, de son degré de maturité : allait-elle être capable de parler ouvertement à sa mère ?

Magda ouvrit au premier coup de sonnette. Vêtue d'un pantalon noir fluide et d'une tunique en soie turquoise, elle était aussi svelte et droite qu'une danseuse, toujours élégante et altière, à 69 ans. Elle avait gardé des années soixante l'habitude de fumer ses cigarettes fines avec un long fume-cigarette, ce qui ne manquait jamais d'intimider Ivana. Les deux femmes s'embrassèrent du bout des lèvres en s'effleurant à peine les joues et marchèrent sans parler jusqu'au salon spacieux, avec ses portes-fenêtres grandes ouvertes sur la soirée de juillet. Ivana sortit sur l'étroit balcon en pierre de taille et contempla les arbres du Luxembourg à ses pieds. Cette vue lui était à la fois si familière et si étrangère… Combien de fois avait-elle observé les familles dans le parc, les enfants qui paraissaient si heureux et libres, alors qu'elle se sentait enfermée dans son malheur et sa solitude…

Elle revint dans le salon. Sa mère s'était installée sur la méridienne en cuir blanc et soufflait langoureusement sa fumée vers le plafond. Un gros dossier était ouvert sur la table basse – comme toujours, Magda devait être occupée à préparer une conférence. Pas de retraite pour les grands intellectuels ! Elle regarda sa fille d'un air curieux.

— Alors, qu'est-ce qui t'amène chez moi, après toutes ces années à m'éviter ?

— J'avais besoin de te parler…

Ivana avait peur de ne pas y arriver. Sous le regard de sa mère, elle avait l'impression d'être une drosophile sous la loupe d'un entomologiste. Il n'y avait pas la moindre empathie dans les yeux de Magda, et elle paraissait incapable de douceur. Ou bien Ivana dramatisait-elle encore comme Mathilde lui avait montré qu'elle avait tendance à le faire ? Ivana regarda autour d'elle : la table n'était pas mise, aucun fumet de cuisine ne flottait dans la pièce. Bien que Magda l'ait invitée à passer à 19h, elle ne semblait pas compter la garder à dîner. Elle ne lui proposait même pas un verre, d'ailleurs. N'était-ce pas une preuve de plus de sa froideur ? Ivana rassemblait déjà des arguments pour convaincre Mathilde lors de sa prochaine séance.

— Alors ? Je t'écoute…

— Tu veux que j'aille droit au but ? On ne pourrait pas… bavarder un peu, d'abord ?

— Si tu le souhaites…

— Eh bien… Sur quoi travailles-tu, en ce moment ?

— Je suis invitée à participer à un congrès de linguistique la semaine prochaine, à Oxford. Je prépare mon intervention. Et je corrige mon prochain livre.

— Ah, oui, un nouveau livre ? Sur quel sujet ?

— L'évolution de la langue anglaise dans les différents pays anglophones. Une comparaison des néologismes inventés dans des cultures séparées par des océans.

— C'est intéressant…

Ivana ne savait plus quoi dire. Sa mère ne l'aidait pas du tout, leur conversation semblait l'ennuyer au plus haut point. L'envie de fuir commença à chatouiller la jeune femme, qui regrettait déjà d'être venue. Enfin Magda coopéra un peu :

— Et toi, ça marche, le lycée ?

— C'est un peu dur, tous les profs le disent. Mais mon établissement ne compte pas les pires élèves.

— Tu n'as jamais su tenir un auditoire. Tu ne publies toujours rien ?

Elle venait de mettre sur le tapis un de leurs points de discorde majeurs qui blessait tout particulièrement Ivana, car Magda semblait n'avoir d'estime que pour les auteurs d'articles compliqués publiés dans des revues pointues que personne ou presque ne lit.

— Non, je travaille surtout sur la relation pédagogique. Comment aider mes élèves à mieux apprendre.

Magda esquissa une moue.

— Tu pourrais écrire là-dessus, au moins…

— Oui, peut-être… un jour…

Nouveau silence, un peu lourd.

— Et ton amie, là, comment s'appelle-t-elle, Sidonie ?

— Sibylle.

— Oui, c'est ça. Alors, toujours lesbienne ? Toujours avec elle ?

Elle en parlait comme d'un hobby ! Ivana eut du mal à se retenir de crier. Quand elle avait noué cette relation avec Sibylle, Magda avait ri, affirmant que l'homosexualité de sa fille constituait un acte de rébellion contre elle, dans l'espoir de se trouver une nouvelle maman, meilleure évidemment. Mais elle finissait par en conclure qu'en réalité, cela montrait à quel point son père avait été défaillant, pour qu'elle soit ainsi dégoûtée des hommes. Ivana prit une grande inspiration et se força à contrôler sa voix.

— Je ne sais pas si je suis toujours lesbienne, mais Sibylle et moi avons rompu.

— Ah, voilà une bonne nouvelle ! Cette fille ne m'a jamais plu. Pas assez intelligente. Tu penses, une commerciale…

— Sibylle est très intelligente, ce n'est pas pour ça que nous nous sommes séparées. Et je ne suis pas venue pour te parler de ça.

— Ah, bon ? Je croyais que tu voulais faire la causette avant d'aborder ton grand problème du jour ?

Le dédain de sa mère, c'était exactement ce qu'Ivana avait toujours eu du mal à supporter. Aujourd'hui, elle se contenait mieux qu'autrefois, mais elle craignait de ne pas y parvenir longtemps. Elle se demanda si sa mère lui lançait délibérément des piques pour l'amener à exploser, la provoquer, comme avait fait Sibylle, en décembre dernier… Peut-être Magda la détestait-elle réellement ? Après tout, elle n'avait guère essayé de la revoir, durant les deux années où Ivana était restée silencieuse. Même avant le début de sa thérapie, Ivana avait l'impression que voir sa mère lui faisait trop de mal – mieux valait s'abstenir. Comme Mathilde semblait surprise de cette coupure, elle s'était forcée à organiser une rencontre à l'automne 2003, mais cela s'était tellement mal passé que la psy ne l'avait plus poussée en ce sens. Et Magda n'avait pas protesté, n'avait jamais essayé de le la contacter…

— Je voulais parler avec toi de mon enfance…

Magda poussa un grand soupir et leva les yeux au ciel.

— Le grand air de l'enfant maltraitée, nous y revoilà ! « *Maman tu ne m'as pas aimée* », bla-bla-bla… Qu'est-ce que ça va t'apporter, toutes ces jérémiades ?

— J'espérais… j'espérais que tu m'écouterais, que tu me donnerais des réponses. Que tu me comprendrais un peu. Que ça m'apaiserait…

— Peuh ! Depuis qu'on a inventé les psys, les enfants veulent absolument rejeter tous les problèmes sur leurs parents. Mais vous feriez mieux d'assumer un peu vos choix et d'aller de l'avant, au lieu de pleurer sur vos petites personnes !

— Je savais que c'était une mauvaise idée ! Je n'aurais pas dû venir !

Elle s'était levée, elle attrapa son sac et se tournait déjà vers la porte. Magda leva un bras et l'interrompit d'un ton cassant :

— Mais ne fais donc pas l'idiote ! Toujours ces drames, quelle hystérique tu fais, ma pauvre fille ! Rassieds-toi et finissons cette conversation. Sois un peu adulte, pour une fois.

— Tu veux qu'on finisse ? Eh bien, oui, finissons. Tu vas savoir ce que j'ai à te dire. D'abord, tu as été une mère odieuse. Une mère normale, ça aime ses enfants. Mais toi, tu ne m'as jamais aimée, tu m'as seulement supportée. Et encore, tu m'as confiée à d'autres aussi souvent que tu le pouvais. Tu détestais t'occuper de moi, tu détestais que papa s'occupe de moi, tu aurais voulu que je sois morte ou muette ! Pas une fois tu ne m'as encouragée ou félicitée. Tu ne savais que me critiquer, me regarder de haut, avec ton air supérieur, ta beauté, ta froideur, ta réussite intellectuelle. C'était impossible pour moi d'être à la hauteur !

Magda avait écouté cette tirade d'un air blasé. Elle inhala longuement dans son fume-cigarette, souffla ensuite une longue volute de fumée qu'elle contempla avec application.

— Tu as terminé ?

Dieu qu'elle était horrible, cette femme ! Elle méritait de recevoir encore une bordée de reproches. Ivana lui lança un regard noir et ajouta :

— Tu es une femme froide, tu n'aimes personne. Tu castres les hommes, tu les fais tous fuir bien que tu te croies irrésistible. Mais une fois qu'ils ont senti la glace sous ta belle surface, ils se sauvent. Tu les casses, comme tu m'as cassée. Tu n'aurais jamais dû avoir d'enfant car tu n'as pas l'étoffe d'une mère. Ton cœur est sec.

— Que de haine, ma fille, que de haine ! Tous ces reproches venant d'une mère qui n'a même pas élevé son propre fils… C'est l'hôpital qui se moque de la charité, non ?

— Tu es un monstre, murmura Ivana, blessée au vif. Je m'en vais. Regarde-moi bien, c'est la dernière fois que tu me vois. Tu n'auras plus à supporter mes enfantillages, ça doit te faire plaisir !

Elle se releva, attrapa ses affaires, et partit en claquant la porte. Magda n'avait pas esquissé un geste pour la retenir.

En marchant vers le métro, les yeux pleins de larmes, Ivana était furieuse contre elle-même. Ce n'était pas censé se passer comme ça, ça ne devait pas se passer comme ça, pas du tout ! Elle n'avait pas prévu de se lancer dans les reproches. Cette colère, Mathilde lui avait maintes fois dit que sa mère ne serait pas capable de l'entendre, qu'il valait mieux l'exprimer et l'explorer dans le cadre protégé de la thérapie. Ensuite seulement, une fois apaisée, elle pourrait – peut-être – discuter avec Magda de façon éclairante.

Enfin ! Une chose satisfaisait Ivana, ce soir : si elle avait encore une fois déserté le champ de bataille, comme jadis avec Sibylle, elle était sortie calmement cette fois-ci, sans courir dans les rues, sans se mettre en danger. C'était tout de même un gros progrès, ça, non ?

Voyage en mère intérieure

Lorsqu'elle ouvrit la porte à sa patiente, Mathilde eut un pincement d'inquiétude. Ivana avait une mine sombre qu'elle n'avait plus vue chez la jeune femme depuis au moins six mois, au moment de sa rupture avec Sibylle. Qu'avait-il bien pu se passer pour qu'elle soit à ce point défaite ?

Ivana entra et se laissa tomber sur le divan, en commençant à pleurer.

— Je suis allée voir ma mère…

Ah, c'était donc ça ! De toute évidence, la rencontre s'était encore mal passée. Et cela, quinze jours avant les vacances du mois d'août, alors qu'Ivana allait devoir se passer de sa thérapie…

— Elle vous avait enfin relancée ?

— Non, c'est moi qui me suis décidée, brusquement, vendredi dernier. Je l'ai appelée, elle m'a invitée à passer le samedi soir.

J'ai cru qu'elle m'invitait à dîner, mais pensez-vous ! Elle ne m'a même pas proposé un verre d'eau ! Quel cœur de pierre…

Mathilde s'interrogea. Était-ce le fait de ne pas être invitée qui bouleversait ainsi Ivana ? Mais cela ne devait pas l'étonner… À quoi s'était-elle attendue en recontactant sa mère ?

— Je voulais qu'elle me parle un peu de mon enfance. À force que nous reconstruisions tout cela, ici, je m'étais dit qu'il y avait forcément eu de bons moments, de belles choses. J'espérais qu'elle allait m'en raconter…

— Vous ne m'aviez pas parlé de ce projet.

— Non, comme je vous le disais, ça m'a prise tout d'un coup, comme une illumination. J'avais espéré voir ma mère tout attendrie me prenant dans ses bras, expliquant qu'elle n'avait pas su me montrer son amour mais qu'elle m'avait toujours aimée…

Cette idée la fit de nouveau s'étrangler. Elle saisit une poignée de mouchoirs pour pleurer dedans, puis continua :

— Quelle idiote j'ai été ! Je crois que je pleure de rage de m'être leurrée ainsi ! Elle m'a repoussée, prise de haut, méprisée, comme toujours !

Mathilde observa avec intérêt ce changement de sentiment. Pourtant, la tristesse devait être bien réelle, aussi. Sans doute Ivana s'en défendait-elle, comme souvent, par la colère…

— Pas étonnant que vous soyez vexée. Mais vous avez dû être vraiment déçue…

— Oui… Je n'y comprends rien ! Qui est cette femme ? Pourquoi est-elle si monstrueusement cruelle ?

Après un moment de réflexion, Mathilde proposa :

— Voulez-vous tenter une expérience qui pourrait vous aider à mieux la cerner ?

Ivana la regarda avec curiosité.

— Une expérience ? En quoi ça consiste ?

— Il s'agit en quelque sorte de vous mettre dans la peau de votre mère. Je vous guiderai et nous verrons ce que cela donne.

— Banco ! Tout plutôt que de rester aussi perdue.

Mathilde l'invita à se lever et à se poster à l'entrée de la pièce.

— Si Magda venait ici, quel siège choisirait-elle ?

— Oh, sûrement pas le divan, ça fait trop psy ! Elle accepterait à la rigueur ce fauteuil en rotin.

— Alors installez-vous là. Prenez la posture qu'adopterait Magda, son attitude corporelle, son expression. Pensez à la façon dont elle s'exprime, ses intonations, ses tournures de phrases…

La voix de Mathilde était devenue très douce, pour induire un état hypnotique.

— Comment voulez-vous que je vous appelle, Magda ?

— Pas de familiarités entre nous, je vous prie, Madame. Appelez-moi Professeur Zlabovic.

— Très bien, madame la Professeur. Je vous remercie de m'accorder cette entrevue, car cela va grandement aider votre fille Ivana.

Ivana-Magda haussa les épaules d'un air dédaigneux.

— Toujours besoin d'aide, celle-là. Pourtant, elle a eu une vie tellement plus facile que la mienne ! À bientôt 40 ans, elle pourrait s'assumer comme une véritable adulte, tout de même !

— Ah, elle a eu une vie tellement plus facile que la vôtre… J'aimerais bien en savoir plus sur votre vie, à vous, justement. Vous seriez d'accord pour m'en parler ?

Une moue sceptique figea le visage d'Ivana-Magda.

— Si vous voulez… Que souhaitez-vous savoir ?

— Commençons par votre enfance, si vous voulez bien…

— Il n'y a pas grand-chose à en dire. Je suis née en 1936 à Belgrade, dans une famille bourgeoise. Nous avions des bonnes, du personnel. J'ai même eu une nanny anglaise, après la guerre. C'est ce qui m'a permis de poursuivre mes études en Angleterre. Le plus intéressant, ce n'est pas mon enfance, ce sont mes travaux. Savez-vous que je possède deux doctorats ? J'en ai passé un à Oxford, puis un autre à Paris – celui-là en gagnant ma vie et en élevant seule ma fille. Vous voyez que ce n'était pas facile ! Tandis qu'Ivana n'a à s'occuper que d'elle-même, puisqu'elle n'élève même pas son fils !

— Laissons Ivana pour le moment. J'ai vraiment envie de mieux me représenter votre enfance à vous. Vous la banalisez, mais 1936, ce n'était pas un moment facile, pour naître…

Ivana-Magda resta un moment pensive.

— C'est vrai. Il y a eu la guerre alors que j'étais encore petite. Je me rappelle surtout les bombardements en 41, puis 44, j'avais 5 ans puis 8 ans, c'était terrifiant. À la fin des affrontements, la ville était tellement dévastée… Tout n'était plus qu'horreur et destruction. Mais c'était le lot de tous à cette époque. Les Londoniens ont souffert encore bien plus que nous !

— C'est votre vie à vous que je veux comprendre, Professeur Zlabovic. Ce qu'a vécu la petite Magda. Comment elle a été câlinée par ses parents…

— Ha ! « *Câlinée* » ? Vous plaisantez ? Mes parents avaient mieux à faire. Mon père est parti à Londres avec les royalistes pendant quelques années, il n'est revenu qu'après le départ des Allemands. Il a ensuite su se faire accepter du régime de Tito. Ma mère se débrouillait. Les bonnes n'étaient plus payées, mais elles sont restées, elles avaient au moins un toit chez nous. Ce sont elles qui m'ont élevée. Certaines étaient gentilles, d'autres, non…

— Pour la petite fille que vous étiez, ce devait être difficile…

Les défenses d'Ivana-Magda se fissurèrent légèrement. Une larme coula sur sa joue.

— Ce fut comme un désert. Une seule chose me tenait : les livres. Il me semblait qu'en apprenant un maximum de choses, je pourrais maîtriser le monde, le rendre moins imprévisible…

— Je comprends… Les études sont devenues le centre de votre vie. Les études au lieu de l'amour, la tendresse…

— L'amour, je l'ai connu avec Paul Clarence. Quel homme extraordinaire il était quand je l'ai connu à Oxford ! Il m'ouvrait l'esprit, je me sentais devenir de plus en plus intelligente avec lui. Et lui aussi disait que je le poussais à mieux réfléchir. Nous avons connu des années extraordinaires.

— L'amour, c'était de penser avec un homme intelligent…

L'air pensif, un sourire nostalgique flottant sur ses lèvres, Ivana-Magda acquiesça.

— Qu'y a-t-il de meilleur au monde ?

— Pour certains, l'amour rassurant d'une mère est un trésor aussi précieux. L'amour que vous auriez dû recevoir, l'amour que vous auriez pu donner à votre fille…

Le visage de la jeune femme se rembrunit.

— Comment aurais-je pu lui donner de l'amour ? Je ne savais pas faire. Je n'avais pas ces gestes en moi, je n'ai pas su les inventer. Et puis, elle m'avait gâché ma vie amoureuse…

— Comment cela ?

— J'ai détesté être enceinte. Ces nausées, ce gros ventre m'ont privée de mes voyages avec Paul. Je trouvais mon corps répugnant, tout débordait, même mes émotions.

— Que c'est triste…

Cette remarque compatissante sembla choquer Ivana-Magda. Elle jeta un regard surpris à Mathilde.

— Qu'est-ce qui est triste ? Mon corps répugnant ?

— Que votre corps vous ait paru répugnant. Que vos émotions vous aient dégoûtée…

— Un gros ventre plein de vergetures n'a rien d'érotique ! Les crises de larmes non plus.

— Ça dépend pour qui… Certains hommes sont émerveillés par la maternité de leur compagne, certaines femmes se sentent comblées. Quant aux émotions, elles auraient pu libérer votre partie vulnérable, si longtemps enfouie…

De nouveau une larme perla au bord d'un œil d'Ivana en Magda.

— Encore eût-il fallu que je puisse accepter une telle vulnérabilité…

— C'est vrai…

Mathilde posa une main sur celle d'Ivana qui tressaillit, puis se mit à pleurer doucement.

— S'il y avait eu quelqu'un pour vous aimer dans ces moments de fragilité, vous auriez pu accueillir Ivana comme un cadeau, au lieu d'une charge.

— Oui, murmura Ivana-Magda. Oui, ça aurait été bien. Si j'avais su aimer cette petite, elle irait mieux, nous aurions une relation aujourd'hui. Au lieu de ça… quel gâchis !

Elle serra la main de Mathilde, tandis que les larmes coulaient librement sur son visage. Mais l'heure tournait, la personne suivante allait sonner bientôt. Après quelques minutes, Mathilde murmura :

— Merci d'être venue, Professeur. J'aimerais bien revoir Ivana, maintenant.

La jeune femme redressa la tête, un peu désorientée. Elle se leva pour prendre un mouchoir en papier et retourna sur le divan, à sa place habituelle.

— Pfffouh ! Je suis épuisée ! Quel voyage !

Mathilde se contenta de soutenir son regard. Puis elle s'enquit :

— Vous avez découvert des choses ?

— Oui, c'est étonnant ! Je devais savoir tout ce qui a été dit. Pourtant, cela me semble nouveau. J'ai l'impression de comprendre enfin ma mère de l'intérieur.

— Nous allons reprendre toute cette conversation ensemble, la semaine prochaine. D'ici-là, laissez venir les images, les souvenirs – et surtout, les rêves. N'hésitez pas à les noter, ils peuvent nous fournir des éclairages importants.

Ivana partit sans dire grand-chose, apparemment habitée par ses propres pensées.

« Mais moi aussi, je suis une mère ! »

Le vendredi matin, Ivana se réveilla tard après une nuit agitée. Son lit en bataille témoignait de ses luttes nocturnes. On aurait dit que des présences hostiles l'avaient assiégée sans relâche. Heureusement, elle n'avait rien prévu pour cette journée de vacances. La séance de la veille la laissait encore épuisée, déstabilisée.

Au moment d'entrer sous la douche, son dernier rêve lui revint en mémoire. Elle griffonna rapidement sur une enveloppe usée les bribes qui lui en restaient, pour ne pas oublier d'en parler à Mathilde, la semaine suivante. La scène finale lui serrait particulièrement le cœur : Jonas, encore petit, la regardait avec de grands yeux implorants. Cette image lui était à peine supportable. Une fois le rêve noté, elle s'efforça de penser à autre chose.

Une bonne façon de se distraire serait de mieux aménager cet appartement. Tandis que l'arôme du café emplissait la pièce, elle regarda autour d'elle en évaluant le travail à faire. Il restait des cartons un peu partout, la cuisine n'était pas installée, ni même repeinte. Elle pourrait profiter du temps qui lui restait en ville, avant son voyage organisé au mois d'août, pour avancer les choses. Chaque fois qu'elle retrouvait ce lieu désordonné et les caisses du déménagement telles quelles, elle ne pouvait s'empêcher de repenser au joli nid qu'elle et Sibylle avaient créé, et elle s'apitoyait de nouveau sur son sort. Il était bien temps d'y faire quelque chose !

Mais tout au long de la journée, que ce fût pendant ses courses chez Ikea ou en portant les nouveaux cartons dans l'appartement, elle resta troublée par une impression bizarre. Était-ce ce qu'elle avait dit dans la peau de Magda, hier ? Était-ce encore cette humanité qu'elle avait entrevue chez sa mère et qu'elle avait ignorée jusque-là ? Ou bien quelque chose qui concernait Jonas ? Son petit visage d'enfant ne cessait de lui venir en tête… Alors qu'aujourd'hui, c'était un grand jeune homme !

Elle avait beau tout faire pour se débarrasser de ce malaise – lessiver les murs de la cuisine, installer ses nouveaux placards – ces pensées intrusives la hantaient encore et encore. Tantôt elle songeait à Magda, tantôt à Jonas. Cela n'en finissait pas. Dans l'après-midi, elle s'efforça de bricoler encore, malgré cette impression d'être de plus en plus parasitée, presque obsédée, par sa mère et son fils. Elle boucha les trous des murs à l'enduit, assembla les meubles qu'elle poserait une fois la peinture faite.

Le soir, elle choisit un de ses films préférés pour tenter de se distraire. Elle disposa sur un plateau une belle salade mixte achetée au bistrot dans lequel elle avait pris ses habitudes, tout près de son nouveau chez-elle, et inséra dans l'appareil le DVD de *Certains l'aiment chaud*. Hélas, même les roucoulades de Marilyn et les mines exagérées de Jack Lemon et Tony Curtis ne suffirent pas à occuper son esprit. Au moment d'aller se coucher, elle était encore habitée par les souvenirs de sa mère et les images de son fils.

La nuit de samedi à dimanche fut encore agitée. Au matin, une seule chose apparut clairement à Ivana : elle devait voir Jonas, et vite ! Dès que l'heure lui parut raisonnable, elle téléphona chez Jean.

— Allô ? fit une voix de femme.

Zut, Kathryn ! Ivana ne s'était pas préparée à parler avec elle. Elle raccrocha précipitamment. Mais c'était idiot ! Il allait bien falloir faire avec la compagne de Jean, si elle voulait établir un contact plus fréquent avec Jonas. Certes, il allait sur ses 17 ans, mais il n'habitait pas encore dans un appartement indépendant. Après quelques minutes, fébrilement, elle recomposa le numéro. Cette fois, quand Kathryn répondit, elle se força à lui parler.

— Bonjour, c'est Ivana. Je peux parler à Jonas ?

— Bonjour, Ivana. Je ne sais pas s'il est là, je vais aller voir, attendez une minute.

Elle l'entendit marcher, frapper à une porte, appeler.

— Il n'est pas encore levé. Voulez-vous que je le réveille ?

— Non, non, laissez-le, ce n'est pas urgent. Vous pouvez lui dire de me rappeler, quand il se lèvera ?

— Pas de problème, je lui mets un mot sur la table, au cas où on sortirait.

— Merci, Kathryn. Je… j'apprécie.

— *You're welcome*, fit l'Américaine, d'une voix qui semblait sourire.

Ivana tremblait un peu en raccrochant. C'était la première fois qu'elle communiquait normalement avec cette femme qui, finalement, n'avait pas l'air si antipathique.

Elle se remit au travail, pensive. Bricoler n'empêchait pas de réfléchir, ce qui était à la fois commode et regrettable – pas de repos pour son cerveau tourmenté ! Pendant qu'elle ponçait le plâtre de la veille, elle se dit qu'elle pourrait peut-être faire la paix avec Jean et Kathryn. Tout d'un coup, elle ne se rappelait plus pourquoi elle les détestait tant.

« J'ai des années à rattraper »

Enfin, jeudi ! Ivana parcourut rapidement la distance entre la station *Père Lachaise* et le cabinet de Mathilde. Quand il faisait beau, elle préférait éviter le deuxième changement de métro et marcher le long du célèbre cimetière. Et aujourd'hui, malgré les courbatures qu'elle avait héritées de tout son bricolage, elle se sentait pousser des ailes, tant elle était pressée de raconter à sa psy tout ce qui s'était passé depuis la dernière séance.

Mathilde la fit entrer directement dans la salle – l'homme qui avait rendez-vous avant elle devait être déjà parti en vacances. Tant mieux ! Ivana se laissa tomber sur le divan, posa son sac et regarda la psy d'un air satisfait.

— Vous, vous avez l'air de quelqu'un qui a des choses à dire, remarqua Mathilde avec un sourire.

— C'est vrai ! J'avais envie que vous le remarquiez, convint Ivana, complice. Il s'est passé plein de choses, je crois que vous allez être contente de moi !

— J'espère surtout que vous êtes contente de vous ?

Ivana hocha la tête avec satisfaction.

— Il y a plein de choses qui se débloquent ! Après la dernière séance, je n'étais pas très bien, mais ça m'a fait bouger. J'ai fait un rêve important, et dès le lendemain, j'ai décidé de prendre les choses en main. J'ai installé ma cuisine, je suis allée chez Jean et Kathryn et j'ai emmené Jonas au restaurant…

Mathilde avait l'air épatée, ce qui enchanta Ivana. Excitée, elle entreprit de détailler les étapes de ce changement.

— Je commence par le moins important. Vous vous rappelez, je n'arrivais pas à me sentir chez moi, dans cet appartement ?

— Oui. Votre premier appartement à vous, dont vous êtes propriétaire, mais que vous n'investissez pas vraiment…

— Exactement ! Eh bien, vendredi dernier, je suis allée acheter du plâtre, de la peinture, et des éléments de cuisine. Et j'ai tout fait : lessivé, rebouché, poncé, peint, assemblé, fixé au mur, vidé les caisses d'ustensiles, rempli mes placards et mes tiroirs avec plaisir… Je suis ravie, j'ai une vraie cuisine. Je me sens vraiment chez moi dans cette pièce-là. Je prends mes petits déjeuners sur le joli guéridon tout neuf face à la fenêtre, en regardant le petit arbre dans le jardin de la résidence, je suis bien…

— C'est formidable !

Mathilde semblait vraiment enchantée. Ivana lui sourit et poursuivit :

— J'ai commencé à faire tout ça parce que je me sentais mal, en fait. La séance m'avait vraiment perturbée. Je dormais mal, je n'arrêtais pas de penser à Jonas et à ma mère ! J'ai entrepris mes travaux pour me changer les idées. Ça n'a pas marché, mais le résultat me fait bien plaisir.

— Alors, vous étiez perturbée…

— Oui, c'était pénible. J'avais fait un rêve…

— Vous me le racontez ?

— Oui. C'était juste après notre séance, je me suis bagarrée toute la nuit et j'ai fait ce rêve au petit matin. Je suis sur une plage, face à la mer. Il y a des gens, mais l'ambiance est bizarre, il y a comme une menace, un fond sonore un peu vide comme dans les films de tsunami qui approche. La mer enfle, il y a une immense vague bleue qui arrive sur moi. Je cours, j'essaie de courir plutôt. Évidemment je n'y arrive pas bien puisque mes pieds sont lourds, ils s'enfoncent dans le sol, ça colle. Il n'y a plus personne autour de moi, les autres ont réussi à se sauver. Je me retourne pour faire face à la mer, puisque je ne peux pas courir, je crie. Je rugis, plutôt, c'est un bruit énorme qui sort de moi, comme dans une bande dessinée, comme si les lettres de mon cri venaient se mettre entre la vague et moi. Et ça arrête la déferlante. Et puis peu après, je suis dans la vague, dans la mer, très haut. Ce n'est pas menaçant, c'est juste énorme, je flotte en hauteur. Et puis c'est comme si je devenais la mer, la vague, je bouge de partout, j'avance vers la plage où je vois Jonas. Mais il n'est pas le grand jeune homme de maintenant, c'est un petit garçon, comme quand je l'ai laissé avec Jean. Il me regarde…

Elle se mit à pleurer, la gorge trop serrée pour continuer de parler. Elle sentit que Mathilde avançait son siège. Sa présence proche lui donna la force de s'abandonner à ce rêve si perturbant, à cette image de Jonas encore enfant avec ses grands yeux tristes.

— Dans le rêve, vous êtes la mer, dit doucement Mathilde.

— Oui, sanglota Ivana. Je suis la mer… Je suis la mer, la mè*RE*. Je veux être la mère, justement ! Je veux être une vraie mère pour Jonas ! Au lieu de me lamenter sur ma mère à moi, je veux être une mère !

— Mmm, fit Mathilde, d'un ton de soutien, de compréhension.

— J'en ai assez d'être une enfant qui souffre, je veux être une adulte. Je veux me faire mon chez-moi, je veux me réconcilier avec Jean, et surtout, je veux me conduire en mère responsable avec mon fils !

— Vous l'avez emmené au restaurant, disiez-vous ?

— Oui, pour la première fois ! Je l'ai toujours vu soit dehors, soit chez Sibylle et moi – et, récemment, il était venu trois ou quatre fois dans le nouvel appartement, mais nous étions mal à l'aise, tous les deux. Là, il m'a parlé plus facilement, je crois. Il avait l'air content.

— Et vous semblez contente, vous aussi.

— C'est vrai…

Elle resta un moment silencieuse, à digérer ce qu'elle avait dit, à savourer le souvenir de cette soirée en compagnie de son grand Jonas… La voix de Mathilde la tira de sa rêverie.

— Vous parliez aussi de vous réconcilier avec Jean ? Il y a du nouveau, de ce côté-là ?

— Oui, alors ça, c'est extraordinaire. Je ne sais pas ce qui s'est passé en moi, mais… Après ce rêve, j'étais de plus en plus obsédée par l'idée que je devais absolument voir Jonas. Dimanche matin, j'ai téléphoné chez Jean, et je suis tombée sur sa compagne, Kathryn. J'ai raccroché.

Ce geste impulsif lui laissait une impression de gêne. Elle guetta le visage de la psy, à la recherche d'une expression réprobatrice. Mais rien…

— Puis j'ai rappelé, je trouvais ça infantile d'avoir raccroché. Et elle a été charmante, au téléphone. Ça m'a touchée. On s'est à peine parlé, mais après, je n'arrivais plus à me rappeler pourquoi je la détestais tant… Jonas dormait encore, mais elle lui a bien fait la commission…

Mathilde arborait un air satisfait qui faillit agacer Ivana. Finalement, elle trouva que ce n'était pas si mal, que sa psy ne soit pas tellement étonnée de son évolution.

— Quand Jonas s'est réveillé, il m'a rappelée, j'ai dit que je voulais le voir. Il m'a proposé de passer chez eux. À ma grande surprise, j'ai accepté, alors que chaque fois qu'il avait suggéré ça, avant, je hurlais.

— Vous n'aviez plus peur ?

— Peur… ? Je croyais que j'étais en colère…

— En surface, oui. Mais…

— Mais oui, vous avez raison ! J'avais peur ! Je viens de le comprendre. J'avais peur de les voir ensemble, peur qu'ils me rejettent. Bon, ça m'énervait aussi, de voir ce petit couple amoureux.

— Mais vous aussi, vous étiez en couple, avec Sibylle…

— Oui… Mais je ne supportais pas que Jean soit heureux. C'était comme si ça rappelait sans cesse que tout était de ma faute, que lui était capable de fonder une famille, pas moi…

— Mmmm…

— Mais dimanche, ça m'était égal. Tout ce que je voulais, c'était voir mon fils. J'y suis allée, ils m'ont accueillie très gentiment. Kathryn m'a offert une tasse de thé. Jean avait l'air plus circonspect, il semblait s'attendre à ce que j'explose d'un instant à l'autre, ça m'a amusée.

— Oh, ça aussi, c'est nouveau !

Ivana éclata de rire.

— C'est vrai ! Je me sens tellement libérée ! C'est comme si ça ne me faisait plus rien qu'on croie que je suis une enfant enragée, et que je sors de mes gonds…

— Eh bien, dites-moi, vous avez eu une semaine bien remplie !

— N'est-ce pas ? Ça, c'était mon après-midi de dimanche. Comme on était bien, Jonas et moi avons convenu d'aller dîner au restaurant mardi soir, c'est lui qui a choisi un endroit branché où il va parfois avec des copains. J'étais émue comme tout, j'avais l'impression de vraiment entrer dans sa vie pour la première fois…

De nouveau les larmes lui nouèrent la gorge.

— Je ne m'en rendais pas compte, mais jusque-là, j'avais beau proclamer mon amour pour mon fils, je ne le voyais pas souvent, au fond. Je ne le connais pas bien… J'ai du boulot dans ce domaine, d'ailleurs – des années à rattraper ! C'est comme si les écailles me tombaient des yeux, je commence à voir des choses dont je n'avais pas conscience…

— C'est exaltant.

— Exaltant, oui. En même temps, je mesure tout le chemin que j'ai à faire… Vous n'avez pas fini de me voir !

— Pour aujourd'hui, si. Et ensuite, nous avons encore une séance avant les vacances. Puis à la rentrée, nous allons ancrer ensemble ces beaux changements que vous entamez.

Encore une fois, Ivana n'avait pas vu passer le temps. Mais aujourd'hui, elle ne se sentit pas frustrée de devoir terminer. Elle était contente de retourner à ses travaux et à sa nouvelle vie.

Commentaire théorique : se construire un bon Parent intérieur

Les avis divergent sur la genèse du trouble *borderline* : est-il en partie inné, ou bien s'enracine-t-il totalement dans l'enfance et ses aléas ? S'il est clair que des expériences très difficiles dans les premières années entraînent souvent (mais pas toujours !) ce type de fonctionnement à l'âge adulte, en revanche, toutes les personnes « état-limite » n'ont pas connu une enfance épouvantable. Ce qui semble sûr, c'est qu'il n'y a pas eu dans l'enfance d'un *borderline* les expériences fondatrices nécessaires à la construction d'un soi cohérent.

L'importance du Parent intérieur

En Analyse Transactionnelle, la métaphore des états du moi Parent, Adulte et Enfant est très utile pour se représenter la modalité de guérison. Un aspect important consiste à construire en soi-même un Parent intérieur bienveillant, capable de nous aider à travers les moments difficiles. Et surtout, qui ne nous attaque plus (ou rarement) en cas de difficulté[1]. Il est impossible sans cela de se construire une image de soi et d'autrui stable et positive.

Magda n'a pas été une mère sécurisante pour la petite Ivana. Le sentiment d'attachement « sécure » commence à se mettre en place durant les dix premiers mois[2], or on a vu que Magda détestait son nouvel état de mère et rejetait son nouveau-né. Le père a pu la sécuriser davantage, mais il était moins présent, comme la plupart des pères dans les années 60 – d'autant moins présent qu'il fuyait la maison pour éviter les attaques de son épouse malheureuse et agressive.

Par la suite, Ivana a intériorisé un état du moi Parent très peu contenant, et très critique. Lorsqu'elle vit des événements difficiles, elle ne trouve aucun soutien en elle-même, elle ne se supporte pas, se trouve lamentable. Elle est aussi déçue par elle-même que, fréquemment, par autrui. Comme il faut bien s'accrocher à quelque espoir, elle se cramponne en même temps à l'illusion d'une bonne mère, de quelqu'un qui saurait – enfin ! – la comprendre parfaitement, qui l'accepterait inconditionnellement. C'est cette facette idéalisée qui est projetée sur les personnes nouvelles qui l'enthousiasment. On retrouve les effets du clivage : l'état du moi Parent d'Ivana est tantôt merveilleux, tantôt horrible. Pour guérir, elle doit parvenir à une intégration, et construire un Parent suffisamment bon – ni merveilleux, ni horrible.

---

1. On peut trouver des parallèles avec le surmoi, capable aussi de fortes critiques internes, dans l'ouvrage de Tomasella, S., *Le surmoi*, Eyrolles, 2009.
2. Voir l'interview de Boris Cyrulnik, « La rencontre amoureuse », dans la revue *Psychomédias*, janvier-février 2012, n° 33, p.13-24.

L'interview du Parent

Cette technique, inventée par l'Analyse Transactionnelle[1], s'inspire à la fois du psychodrame, de l'hypnose et de la *Gestalt-thérapie*. Le fait de conceptualiser, en analyse transactionnelle, qu'il reste en nous un état du moi Parent constitué essentiellement d'introjects parentaux, nous permet de mettre en scène des dialogues entre les différentes parties de nous-mêmes. Dans l'interview du Parent, cela se passe de façon particulière : le patient se met dans la peau du parent qui, tel qu'il le porte dans sa tête, lui pose actuellement problème. Cela permet de « faire parler » l'*introject*, d'une façon qui surprend souvent la personne qui s'y livre. Des savoirs non conscients émergent spontanément, permettant de répondre à la place du père ou de la mère, d'expliquer ce qu'il ou elle a vécu dans sa propre enfance, de dire quelles motivations l'ont poussé(e) à agir par exemple avec sévérité. Cela permet généralement de développer plus d'empathie pour le parent qui nous a fait souffrir, et lorsque ce dernier conclut, presque toujours, par des souhaits positifs pour l'enfant, le pardon avance considérablement.

Ce travail, aussi attirant soit-il, reste toutefois à pratiquer avec mesure et à bon escient. Par exemple, il est formellement déconseillé d'inviter un patient à assumer la personnalité d'un parent fortement pathologique. De même, Mathilde n'y aurait pas eu recours dans les premières années de thérapie d'Ivana, car cette dernière avait encore un sentiment d'identité trop fragile, elle aurait risqué de perdre encore davantage ses frontières personnelles.

Le traitement du Parent

Si la technique ci-dessus n'est pas incontournable, le travail sur l'état du moi Parent l'est. Il est primordial de modifier cette instance

---

1. Plus précisément par John McNeel, décrite dans l'article « L'interview du Parent », dans la revue *Actualités en Analyse Transactionnelle*, 1978, pp. 78-85.

intérieure tant qu'elle nous nuit au lieu de nous soutenir. On parle en analyse transactionnelle :

- d'une partie Parent Normatif[1], dont les principes nous cadrent, parfois utilement, parfois de façon excessivement enfermante, voire critique et répressive ;
- et d'une autre partie[2], Parent Nourricier, qui encourage et soutient – et en cas d'excès, nous passe tout. Il est important d'arriver à équilibrer ces deux parties de l'instance Parent.

Ivana a surtout eu à travailler sur les souffrances causées par sa mère : c'est de cette dernière, avec son regard jugeant sur sa fille, que lui vient l'essentiel de son Parent Normatif cruel. Mais il lui faudra explorer aussi les manques liés à son père. Ce dernier, en effet, lui a aussi fait défaut : il ne l'a pas protégée des attaques maternelles, a accepté la jalousie de sa femme, il s'est laissé repousser, n'a pas insisté pour prendre un rôle plus actif auprès de sa fille. Il manque donc, dans cet état Parent Normatif, le côté contenant et ferme que lui aurait transmis son père s'il avait posé des limites à Magda, s'il s'était interposé entre elle et Ivana. En définitive, aucun des deux parents ne lui a donné de bon Parent Nourricier, aucun ne la câlinait ou ne la réconfortait. Elle a donc à construire, dans sa thérapie, un Parent Normatif protecteur et un Parent Nourricier.

1. Les majuscules servent à désigner un état du moi, Parent, Adulte, ou Enfant, en le distinguant d'une personne parent, adulte ou enfant.
2. Les deux facettes Parent Normatif et Parent Nourricier sont différentes du clivage, qui se joue dans une partie très archaïque du Parent. Là, ce qui est clivé, c'est un côté idéalisé et un côté cruel, effrayant, « mauvais ». Tandis qu'ici, on distingue simplement deux fonctions différentes et complémentaires.

Conclusion

Au chapitre 17, il était déjà question de l'importance de construire un bon Parent interne, pour rendre la personne plus autonome : elle est ainsi toujours « accompagnée », en quelque sorte, et ses capacités d'attachement deviennent plus fortes. Le travail direct sur la représentation parentale que porte le patient constitue une autre façon de rendre le Parent intérieur bienveillant et contenant, en traitant les aspects hypercritiques et destructeurs qui démolissent l'estime de soi.

SIXIÈME PARTIE

Il va falloir nous quitter

Janvier à juillet 2009

« Pourquoi attendre, si on arrêtait tout de suite ? »

Janvier 2009

En ce début de janvier 2009, il faisait particulièrement froid. Mathilde n'avait pas eu le courage de faire sa marche habituelle jusqu'au cabinet. Le métro l'avait emportée bien au chaud depuis la station *Avron* jusqu'à *Père-Lachaise*, et à présent elle se hâtait le long du cimetière aux arbres couverts de givre. Il restait de la neige durcie un peu partout, il fallait poser les pieds avec précaution pour ne pas glisser. Mais malgré cette attention, elle pensait déjà à sa première séance. Ivana venait le mardi matin cette année, et cette séance occupait son premier créneau de la journée.

Juste avant les vacances de Noël, elles avaient discuté de la fin de la thérapie. La jeune femme allait beaucoup mieux – bien, même. Après un peu plus de six années de travail, ses relations avaient beaucoup gagné en solidité, elle ne se disputait plus de façon explosive

209

avec ses amies, ses collègues, sa mère… La séance sur cette dernière avait constitué un tournant dans sa thérapie. Après cela, les moments de transfert négatif, quand Ivana trouvait sa thérapeute trop froide ou injuste, s'étaient raréfiés. La relation entre elles s'ancrait de plus en plus dans la réalité, au lieu de reproduire les problèmes du passé avec ses parents. Ivana disait parfois qu'elle s'exerçait avec Mathilde, apprenait à faire confiance, à pouvoir confier ouvertement et calmement ses ressentis, à se faire entendre. Seul le domaine amoureux restait un désert – elle n'avait même pas tellement envie d'avoir quelqu'un dans sa vie. Cela ne lui apportait que des ennuis, affirmait-elle…

Ivana sonna à peine en retard, malgré le verglas. Elle avait l'air préoccupée. Mathilde s'interrogea en la suivant dans le bureau : que pouvait-il se passer ? Un problème au lycée ? Avec Jonas ? Ivana posa ses affaires, s'installa et poussa un grand soupir.

— Je ne sais pas… On avait parlé d'arrêter cet été, mais finalement, je me demande si c'est une bonne idée, j'ai des drôles de symptômes. J'ai peur d'avoir un cancer…

— Un cancer ?

Le cœur de Mathilde s'accéléra un peu. Dix ans plus tôt, elle avait suivi une jeune femme qui avait changé magnifiquement, tout cela pour succomber à un cancer peu de temps après la fin de la thérapie. Après tant de complicité, de travail et d'effort avec une patiente, voir la mort abréger sa nouvelle vie est une épreuve cruelle.

— Ou autre chose, je ne sais pas… J'ai souvent très mal à la tête, en ce moment.

Ah, voilà qui changeait la donne. Il n'était pas rare, après une longue psychothérapie, que la perspective de la fin du travail réveille des angoisses qui s'exprimaient de diverses façons.

— Vous avez noté quand vous ressentiez ces douleurs ?

— Non… Enfin… Quand j'y pense, c'est arrivé après toutes nos dernières séances, entre autres.

— Après les séances ? C'est intéressant…

— Oui, je ferais peut-être mieux d'arrêter tout de suite, si ça me donne mal au crâne de vous voir !

— C'est une interprétation possible. Mais pas la seule…

Ivana lui adressa une grimace complice. Elle avait, surtout dans la dernière année, développé un sens de l'humour qui rendait souvent les séances plus légères.

— Je m'en doute ! Mais j'aime bien vous taquiner.

Mathilde sourit.

— L'idée d'arrêter vous fait peur ?

— Un peu, oui… Pourtant, dieu sait que j'en ai rêvé, de ce moment ! Et je vous ai menacée de tout laisser tomber plus d'une fois. Mais ne plus pouvoir analyser les problèmes avec vous, ne plus avoir votre soutien… Et si je craquais de nouveau ?

— Comment imaginez-vous cela ?

— Je ne sais pas, moi… Je pourrais me disputer de nouveau avec des collègues, ou avec ma mère… Perdre mes amis… Horripiler Jonas et le pousser à ne plus me voir.

— Je comprends que ça vous effraie. Comment cela pourrait-il se produire ?

— Eh bien… Voilà comment je vois les choses. Les premières années où je venais vous voir, j'allais très mal, on passait les séances à chercher comment réparer mes dernières catastrophes et m'empêcher d'en provoquer d'autres.

Ce résumé lapidaire amusa Mathilde. Ivana s'en aperçut et parut contente de son effet.

— Ensuite, comme j'allais mieux, je faisais moins de colères, contre vous et contre mes proches. Nous avons analysé ce qui se passait en moi, fait des liens avec mon enfance.

Mathilde hocha la tête, impressionnée par la lucidité de la jeune femme, qui poursuivit :

— Et depuis un an ou deux, j'ai l'impression que nous ne découvrons plus guère de choses nouvelles. C'est comme si nous faisions des séances de gymnastique, vous m'aidez à entretenir mon équilibre, à empêcher que mes émotions se bloquent sur du négatif. Comme si on remettait de l'huile dans les rouages de mon psychisme, toutes les semaines.

— Cette métaphore me semble très juste !

— Oui, mais alors… Si j'arrête de venir, qui va me mettre mes gouttes d'huile ? Est-ce que toute ma mécanique mentale ne risque pas de se gripper de nouveau ?

Elle semblait vraiment anxieuse. Évidemment, la perspective de perdre tout son acquis avait de quoi l'effrayer, se dit Mathilde, touchée.

— Il n'y aura jamais de garantie. Mais vous n'allez pas venir en thérapie toute votre vie…

— Bien sûr. Mais…

— Mais vous avez peur de rechuter, je le comprends bien. Nous nous sommes donné six mois. Cela nous offre pas mal de séances pour continuer à consolider vos nouveaux fonctionnements, et pour vérifier qu'ils sont suffisamment stables. Si jamais nous trouvons qu'il vaut mieux prolonger, c'est ce que nous ferons.

Ivana parut un peu rassurée, elle hocha la tête avec vigueur, les yeux fixés sur Mathilde.

— Et si je rechute plus tard ?

— Je serai là. Vous pourrez toujours revenir me voir – ou bien consulter quelqu'un d'autre, si vous préférez. Mais cette ressource sera toujours disponible. Maintenant que vous avez fait l'expérience de la thérapie, vous savez comment ça marche, vous pourrez y faire appel en cas de besoin.

— Vous pensez que c'est probable ?

Mathilde hésita. Ivana avait tellement pris d'assurance ces derniers temps, mais aujourd'hui, avec sa crainte de l'arrêt, elle régressait. Elle demandait à être rassurée comme une enfant qui ne saurait pas elle-même. Mathilde ne voulait ni la laisser seule avec ses doutes, ni l'infantiliser en lui donnant toutes les réponses.

— Qu'en pensez-vous, vous, Ivana ?

— Ah, vous me refaites le coup de la psy qui me renvoie ma question !

— C'est vrai. Vous savez pourquoi ?

— Parce que vous pensez que j'ai la réponse et que je ne me fais pas confiance, comme d'habitude !

Mathilde acquiesça en souriant, et Ivana rit de bon cœur. Puis elle fronça les sourcils et reprit d'un air sérieux :

— D'accord, je peux répondre moi-même : je pense qu'à présent, j'ai compris plein de choses, et que je ne peux plus retourner en arrière, je ne peux pas les « dé-comprendre ». Je ne serai plus jamais la même qu'avant.

— Voilà qui me semble incontestable !

— Tout de même, j'aimerais bien que vous me donniez votre avis. Est-ce que je risque de rechuter ?

— Je vais reprendre votre réponse : vous ne serez plus jamais la jeune femme qui explosait sans savoir pourquoi, et qui n'était pas capable de réfléchir à ses actes. Mais personne n'est jamais à l'abri d'une période de stress extrême qui dépasserait ses capacités. Quand la vie nous secoue trop, nous pouvons tous perdre notre équilibre, et nous avons alors besoin d'aide. Cela peut vous arriver, à vous comme à tout un chacun.

Ivana resta un moment pensive. Puis elle reprit :

— Ça me va ! J'aimerais mieux une garantie, évidemment, mais… je ne suis pas un appareil électroménager !

Comme il était l'heure, elle prépara ses affaires pour partir.

Une jolie rencontre

Pour son 42e anniversaire, Ivana avait organisé une sortie de week-end avec des amies. Naïma et Muriel l'avaient aidée à choisir un restaurant sympathique dans le quartier Bastille, rue de Lappe. Une demi-douzaine de jeunes femmes amies, cela donnait une joyeuse bande ! Le serveur avait plaisanté avec elles, conspiré avec Caroline pour disposer les bougies sur le gâteau et les allumer, et avait apporté en grande pompe le dessert festif. Elles n'étaient parties qu'à contrecœur, au moment de la fermeture.

Dans la rue, elles décidèrent d'aller danser, pour prolonger cette soirée. Ivana avait souri devant le *Balajo*, en se remémorant sa rencontre, combien ? presque six ans plus tôt, avec ce garçon sympathique qui l'avait raccompagnée. L'eau avait coulé sous les ponts, depuis. Son incartade n'était plus d'actualité.

À l'intérieur régnait toujours cette ambiance animée et joyeuse. Danser le rock mettait décidément les gens de bonne humeur ! La musique donnait envie de bouger. Muriel et Caroline partirent tout de suite sur la piste, tandis qu'Ivana, Naïma, Rachida et Séverine cherchaient une table. Par chance, un petit groupe s'en allait, elles purent assez rapidement s'installer. Décidément, se trouver là rendait Ivana rêveuse. Tout en admirant les danseurs les plus experts, elle se laissa aller à rêver.

Comme elle avait changé durant ses sept années de thérapie ! Jamais elle n'aurait imaginé être plus heureuse sans Sibylle, mais il fallait reconnaître qu'elle vivait mieux, seule. Sans tous ces reproches, ses journées passaient plus sereinement, ses amitiés s'étaient multipliées et consolidées, comme le prouvait la sortie de ce soir, avec ces femmes devenues tellement plus proches, au cours de la dernière année. Jadis, toutes ses relations étaient passionnelles : c'était soit l'adoration, soit la rupture. Mais à présent, elle savait garder ses amies, elle ne rompait plus à la première déception.

Elle regarda Naïma assise en face d'elle, en train de battre la mesure sur la table. Chère Naïma ! Elle l'avait hébergée si généreusement après la séparation, l'avait coachée pour l'achat de son logement. Séverine, une camarade de fac, l'avait retrouvée depuis un an, lorsque son travail l'avait ramenée à Paris après un poste important à New York. Et Rachida, sa collègue au lycée, professeur de physique. Quelle femme ! Rachida avait été abandonnée par son compagnon avec deux enfants en bas âge, juste à l'époque de la rupture avec Sibylle. Les deux enseignantes avaient appris à mieux se connaître pendant cette période difficile, elles s'étaient soutenues moralement, encouragées l'une l'autre. Quant à Caroline et Muriel… le couple de femmes avait eu du mal à ne pas prendre parti, après la séparation, car elles étaient des amies de Sibylle, à l'origine. Mais elles avaient adopté Ivana et ne l'avaient jamais lâchée, loin de là.

Il n'y avait pas qu'avec les femmes qu'elle vivait des rapports plus faciles. Les hommes étaient devenus pour elle des êtres humains comme les autres. Depuis si longtemps, à part son père, ils avaient incarné le diable à ses yeux. Il y avait bien eu cette parenthèse amoureuse avec Jean, puis cet amour platonique qu'elle avait voué à son frère jumeau, Jacques. Mais depuis, les hommes la terrorisaient… Jusqu'à ce que son travail de thérapie avance suffisamment.

Justement, un homme s'approchait de la table, les yeux braqués sur elle. Un homme assez agréable à regarder, se dit-elle, avec un sourire intérieur. Il se planta devant elle et lui tendit la main.

— Vous dansez ?

— Avec plaisir, répondit-elle, ravie.

Il l'emmena vers la piste de danse en faisant attention à elle, en la protégeant de la foule. Cela lui donnait la sensation d'être précieuse et délicate. Une impression aussi agréable qu'étrange – quel contraste avec l'époque Sibylle, où elle se voyait comme un éléphant dans un magasin de porcelaine ! Un éléphant enclin aux crises de folie, qui fonçait aveuglément dans les murs…

Danser avec cet homme fut une expérience délicieuse. Il l'entraînait avec énergie en prenant soin d'éviter les collisions avec les autres couples – une compétence appréciable ! Chaque fois qu'elle passait avec succès une figure un peu compliquée, il lui souriait d'un air ravi, presque triomphant. Il semblait content d'elle et de lui. Elle était enchantée de lui et d'elle-même.

Quand ils se fatiguèrent de danser, ils retournèrent à la table pour parler. Cela semblait tout naturel.

— Je ne vous avais jamais vue, ici. Pourtant je viens assez souvent.

— Il y a un bon moment que je n'étais pas passée. Vous venez depuis quand ?

— Depuis que j'ai commencé les cours de rock, en arrivant à Paris. Il y a à peu près deux ans.

— Vous n'êtes pas Parisien ? Vous venez d'où ?

— De La Rochelle. Vous connaissez ?

— Un peu. J'ai passé quelques étés à l'île de Ré, quand j'étais enfant.

Ces vacances avec sa mère et son amant de l'époque ne lui avaient pas laissé un très bon souvenir. Elle grimaça involontairement.

— Quoi, vous n'avez pas aimé ? Attention, vous parlez à un Charentais !

— Vous êtes chauvin, remarqua Ivana, taquine. Ça me plaît.

Il eut un sourire victorieux.

— Vous aimez… les hommes qui savent ce qu'ils veulent ?

— Ça a le mérite d'être clair ! Comment vous appelez-vous ?

— Bruce. Et vous ?

— Ivana.

— Ivana… Avec un prénom pareil, vous êtes encore moins parisienne que moi, j'ai l'impression ?

— Détrompez-vous ! Moi, je suis née à Paris. Mais ma mère est d'origine serbe.

— Serbe ! Voilà qui est exotique !

Ils bavardèrent encore longtemps. Vers 2h du matin, les amies d'Ivana décidèrent de rentrer. Elles vinrent l'embrasser et lui souhaitèrent encore un bon anniversaire en lui adressant des clins d'œil complices. La musique se faisait plus lente, les danseurs plus fatigués. Peu avant la fermeture, le DJ passa des slows sur lesquels Ivana et Bruce dansèrent langoureusement. Elle trouvait délicieux de se blottir contre son épaule. Elle aimait son contact, la solidité qui émanait de lui…

Après la fermeture, ils cherchèrent une boulangerie ouverte, s'achetèrent des croissants qu'ils mangèrent sur un banc tout en bavardant les yeux dans les yeux. Enfin, Bruce annonça qu'il allait raccompagner Ivana. Pas question de refuser, il n'allait pas laisser une femme seule dans le métro au petit matin.

Quand il la quitta, à l'entrée de son immeuble, elle se sentit pousser des ailes en grimpant les trois étages. Elle pensa à cette scène, dans *My Fair Lady*, quand Eliza se sent tellement troublée par le Professeur Higgins et chante « *I could have danced all night* »… Cette soirée lui semblait incontestablement la meilleure de sa vie !

« Vous allez
me manquer »

Ivana était partie très tôt de chez elle, pour cette dernière séance. C'était un moment particulièrement important, il ne fallait pas le saboter en étant trop juste. Arrivée en avance, elle se promena un peu dans le cimetière du Père Lachaise. Elle aimait bien les cimetières, c'était si paisible, et cela incitait à philosopher. Toutes ces vies résumées là, des vies célèbres, des vies anonymes, et pour tout le monde la même fin…

Quand il fut temps, elle regagna la rue et marcha tranquillement vers cette impasse devenue si familière. Mathilde l'accueillit avec sa chaleur habituelle, apparemment déjà émue, sembla-t-il à Ivana.

— Ça me fait drôle que ce soit notre dernière fois, fit la jeune femme. L'idée de ne plus vous voir…

— C'est vrai, nous avons traversé une grande aventure ensemble. Ce n'est pas rien d'y mettre fin.

Ivana marqua une pause. Elles préparaient ensemble la fin de la thérapie depuis des mois, mais aujourd'hui, c'en était le point d'orgue. De quoi parler ? Qu'est-ce qui allait le mieux conclure leur travail ?

— J'ai envie de faire encore un tour d'horizon aujourd'hui. Quand je pense à l'état où j'étais en arrivant…

Mathilde hocha la tête, l'air grave.

— Sibylle… Vous croyez que c'était un véritable amour, ou bien me suis-je complètement leurrée avec elle ?

— Qu'en pensez-vous ?

— Je crois que je l'aimais.

— Il me semble aussi.

— Vous m'avez dit plusieurs fois qu'il y a plus d'une façon d'aimer. Sibylle et moi, c'était… de la fusion, beaucoup de bonnes choses, des moments affreux, de la passion… On était des jumelles…

— Une vraie forme d'amour, non ? Pleine de contrastes et de sentiments forts.

— Je crois. Parler d'elle me fait penser à ma mère…

— Avec elle aussi vous en avez fait du chemin !

Ivana sourit en repensant à tout ce qui s'était passé depuis cette fameuse séance où elle s'était mise dans la peau de Magda. Pendant plusieurs mois, la thérapie avait été consacrée à comprendre la vie de cette femme forte et endurcie, à imaginer ce qu'elle avait dû enfouir de sensibilité pour réussir loin de son pays, loin de sa famille

– une famille bien peu tendre, du reste. Ivana avait ensuite repris contact avec sa mère, elles s'étaient donné rendez-vous au restaurant. La conversation avait porté cette fois non sur le passé, mais sur le présent et l'avenir, mettant Magda nettement plus à l'aise. Si bien qu'à la fin du déjeuner, elle avait voulu payer la note pour elles deux, inaugurant une nouvelle habitude. Par la suite, en effet, elle avait invité sa fille assez régulièrement, presque tous les mois.

— Quand je pense qu'elle est venue chez moi pour Noël ! s'exclama Ivana en riant. Madame la Professeur Zlabovic en visite à Pantin, dans le 9-3 ! J'ai dû me retenir de la taquiner, en la voyant faire de gros efforts pour ne pas tout critiquer !

— Et elle a su se retenir, remarqua Mathilde.

— Je suis tellement contente que nous arrivions à communiquer davantage ! Ce n'est pas une merveilleuse complicité comme pour certaines de mes amies, mais tout de même, je me confie un petit peu. Elle semble même se réjouir pour moi, quand il m'arrive de bonnes choses.

— Oui ?

— Concernant Bruce, par exemple. Elle m'a donné quelques bons conseils pour mes sorties avec lui, et elle m'a offert le champagne la dernière fois que nous avons déjeuné, pour fêter mon troisième mois avec lui !

Mathilde écarquilla les yeux, puis eut un sourire plein de joie. Ivana continua de se remémorer les étapes de son évolution.

— Les hommes et moi, quelle catastrophe ! Jean était mon premier amour sérieux et après lui, ce fut une belle série de *losers*. Des méchants, des alcooliques, des fauchés, des incultes… J'étais tellement furieuse contre Jean que je détestais tous les hommes, et avec cette succession de sales types, je me prouvais que j'avais raison. Alors Sibylle, c'était le rêve, à côté ! Aimer une femme, cela résolvait tout…

Elle resta un moment pensive, puis reprit :

— Mais maintenant, je n'ai plus peur des hommes. Même sexuellement, j'ai vraiment du plaisir avec Bruce ! Je crois que c'est quelqu'un de bien, il me respecte, nous avons déjà des conversations sérieuses sur notre relation. D'ailleurs, plus je le fréquente, plus je lui trouve des points communs avec Jean !

— Et cela ne vous pose pas problème ?

— Au contraire ! Je crois que Jean a été une rencontre vraiment importante pour moi. J'allais trop mal pour le savoir, à l'époque, mais il m'a beaucoup donné. Et il a bien élevé notre Jonas, alors que j'en étais incapable…

En évoquant son fils, elle fut envahie par l'émotion. Sa voix se cassa un peu lorsqu'elle continua son bilan :

— Jonas… Quel jeune homme formidable ! Je crois qu'il me pardonne ces années d'abandon. Je l'espère, en tout cas ! J'ai surtout honte de l'avoir monté si souvent contre son père. Ce devait être horrible pour lui de m'entendre constamment le dénigrer ! Et Kathryn… je l'ai poussé autant que j'ai pu à la détester, je l'accusais de tous les maux, alors que c'est une femme sympathique, finalement. Elle aussi a l'air de passer l'éponge. L'autre jour, elle et Jean m'ont invitée à dîner chez eux, pour l'anniversaire de Jonas – ses vingt ans ! J'ai emmené Bruce, c'était drôle d'être là, avec Jean et Kathryn, leur petite Virginie qui va sur ses douze ans, et Jonas… Il nous regardait tous comme s'il n'arrivait pas à y croire.

Mathilde approcha son siège et Ivana lui prit la main. Elles échangèrent un long regard.

— Je regrette tellement ! Mon pauvre Jonas. Quel enfer, pour lui ! Mais ça va vraiment mieux. Depuis deux ou trois ans nous nous sommes vraiment rapprochés. Il passe souvent chez moi, il m'a même présenté sa nouvelle copine, la semaine dernière : une certaine Aziza. Une jeune fille mignonne comme tout, elle est élève-ingénieur, comme lui…

Les deux femmes restèrent un moment en silence. C'était comme si la perspective de la séparation était posée là entre elles, un événement à la fois triste et joyeux. Tout à coup Ivana s'exclama :

— Ah, j'allais oublier ! J'ai fait un rêve qui va vous intéresser !

— Oui ?

— La nuit dernière, juste avant la séance, tout ce que vous aimez pour les « rêves de transfert » comme vous dites. En plus vous étiez dedans !

En effet Mathilde prit un air gourmand qui enchanta Ivana. Elle se mit à raconter au présent comme Mathilde lui avait appris à le faire :

— Nous sommes devant une église, on dirait un paysage de western, un de ces minuscules villages mexicains, une petite église avec son clocher sous le soleil. Je vous emmène à l'intérieur de l'église et je vous montre de grands tableaux, magnifiques, que j'ai peints, je crois. Vous êtes pleine d'admiration. Puis je vous

225

embrasse et je vous laisse là, pour aller dans une autre pièce. En fait, ce n'est plus dans l'église, il y a des arbres, de l'herbe, des gens… Et un homme.

— Un homme ?

— Oui, je ne vois pas son visage, mais il est chaud, solide. Je m'avance vers lui, on se prend par la main, on se met à danser une sorte de valse, on est au bord de l'eau. Il y a une rivière maintenant, et en tournoyant on tombe dedans. Mais ce n'est pas profond, on est juste dans l'eau, les yeux dans les yeux. On est bien…

Mathilde la regardait sans rien dire, les yeux brillants. Une larme coula sur sa joue, et elle prit un mouchoir pour l'essuyer, avec un sourire très doux. Ivana sentit monter ses propres larmes.

— Je crois qu'il n'y a pas besoin de beaucoup interpréter ce rêve-là, remarqua doucement Mathilde.

Ivana hocha la tête tout en laissant couler elle aussi quelques larmes. Elle se sentait remplie de joie, de gratitude – et de tristesse. Elle voyait bien qu'il était presque l'heure d'arrêter.

— J'ai du mal à partir ! fit-elle, exagérant délibérément un ton plaintif.

— Je comprends… Vous allez me manquer aussi, Ivana. Je penserai à vous.

— C'est vrai ?

Mathilde fit oui de la tête, visiblement émue.

— Je suis contente. Moi aussi, je vais penser à vous. Je vous garderai dans ma tête, je garderai votre voix rassurante pour les moments difficiles.

Ivana remplit son dernier chèque, le posa résolument sur la table basse, et se leva.

— Je peux vous embrasser ?

Mathilde lui ouvrit les bras, et la jeune femme l'étreignit avec force. Elle avait l'impression de quitter une sorte de seconde maman – ou bien la première ? Personne auparavant n'avait été ainsi avec elle, patiente, prévisible, chaleureuse… En même temps, ce n'était pas un lien maternel, c'était une relation professionnelle, puisqu'on payait, on avait des rendez-vous fixes – et un jour, on arrêtait. Elles avaient beau en avoir parlé encore et encore, cela restait un peu étrange, comme en dehors de la vie.

Elles se regardèrent encore les yeux dans les yeux, puis Mathilde l'accompagna jusqu'à la porte. Sur le palier, Ivana la contempla une dernière fois. Elle ne reverrait plus cette silhouette familière.

Puis l'ascenseur arriva, Ivana fit un petit signe de la main et s'y engouffra, les yeux encore mouillés.

« Encore une qui prend son envol »

Tout en préparant son sac de voyage pour partir à l'île de Ré, Mathilde revivait des moments de ses adieux avec Ivana. C'était toujours très émouvant pour elle, quand une personne qu'elle avait suivie longtemps la quittait. Pendant plusieurs jours, elle était assaillie de souvenirs du chemin parcouru ensemble.

Ivana l'avait touchée depuis le début. Elle se remémora cette grande jeune femme aux cheveux blonds un peu décoiffés, et son éternelle paire de bottes. Avec un jean, avec une jupe, avec un beau pantalon, elle portait presque toujours le même genre de bottes qui apportaient une touche masculine à sa féminité. Les premières années, comme elle n'était pas bien dans sa peau, sa beauté était assez variable. Certains jours, défaite et le visage tourmenté, elle n'avait rien de remarquable. Mais depuis quelque temps, les traits lissés par sa sérénité nouvelle, elle rayonnait littéralement. Ses mouvements étaient devenus plus harmonieux, sa façon de s'habiller dénotait un chic décontracté que Mathilde trouvait très séduisant. Pas étonnant que ce Bruce ait succombé à son charme !

Mathilde sourit. Elle adorait que ses patients tombent amoureux, c'était souvent le couronnement d'une thérapie réussie. Du moins, quand le nouveau partenaire semblait prometteur… Et c'était bien le cas de ce Bruce. Les ressemblances avec Jean, que Mathilde avait toujours trouvé assez sympathique, à travers les descriptions même rageuses d'Ivana, auguraient bien des possibilités.

Elle songea à la trajectoire de cette famille. Magda, cette brillante étudiante serbe qui avait construit une carrière impressionnante dès ses études universitaires à Oxford : une femme plus douée pour le travail que pour le maternage… Paul Clarence, l'économiste et professeur qui était tombé sous le charme de sa belle doctorante et qui l'avait amenée à Paris, avait connu avec elle une vie étincelante. La naissance d'un enfant apportait généralement plus de joie dans un couple, mais dans leur cas, l'équilibre de la relation s'était rompu, la magie de leurs intellects amoureux s'était perdue.

Encore une fois, elle compara son propre couple à celui de Magda et Paul. Peter et elle ne vivaient pas ce narcissisme intellectuel, ils n'étaient pas fascinés l'un par l'autre ou chacun épris de l'intelligence de l'autre. Et surtout, ils avaient adoré avoir des enfants. Dès la naissance de Thomas, Peter s'était montré investi et impliqué, tandis qu'elle-même s'épanouissait dans son rôle de mère. Puis Nina était arrivée, et les deux parents avaient ri de leur chance, « le choix du roi », un fils et une fille.

De la chance, ils en avaient eu, en effet. Leurs enfants avaient traversé les premières années sans trop de maladies. Mathilde avait bien passé quelques nuits blanches, dont deux aux urgences, seule – Peter étant aux États-Unis pour son travail. Fonctionner en mère-célibataire près de la moitié du temps n'avait pas été simple, mais Peter était toujours resté très présent, pendant les jeunes années des enfants. Un partenaire parental, même souvent parti, apportait un soutien précieux. Au moins une fois par jour, ils pouvaient parler au téléphone de ce qui se passait ou des décisions à prendre…

Son regard se posa sur une photo de Thomas et Nina sur un manège, au bois de Vincennes. Qu'ils avaient grandi, ces deux-là ! Elle avait un plaisir fou à les voir s'épanouir, avec leurs conjoints. La compagne de Thomas, rencontrée à la Pitié-Salpêtrière, était une jeune psychiatre passionnée, avec laquelle Mathilde adorait discuter. Elles devaient même se surveiller toutes les deux, car le reste de la famille les trouvait parfois un peu monomaniaques ! Quant au mari de Nina, un musicien désargenté mais charmant, Mathilde l'observait avec curiosité, se demandant comment sa fille pouvait être tellement plus aventureuse qu'elle, pour s'éprendre d'un artiste à la vie aussi précaire…

Elle sélectionna deux pull-overs à emporter en vacances, les plia tout en continuant sa rêverie. Peter et elle avaient traversé une phase plus difficile. La cinquantaine avait été un cap compliqué à franchir. La fameuse crise de la quarantaine qui, pour eux, serait venue plus tard ? Il lui semblait alors si lointain… Leur complicité perdue l'avait vraiment angoissée, elle se voyait déjà vieillir sans lui. Mais depuis environ deux ans, ils se retrouvaient. Elle sourit. Quel développement inattendu ! Un soir sur le chemin du retour, intriguée par la musique qu'elle entendait certains soirs en passant dans la rue voisine, elle était montée voir d'où cela provenait. C'était un cours de tango argentin, qui avait lieu tous les mardis soir tout près de chez eux ! Pour une *aficionada* de Piazzola, cela semblait irrésistible. Elle y avait entraîné Peter, d'abord fort réticent. Mais il était vite devenu bien plus enthousiaste qu'elle, et ils apprenaient et pratiquaient avec passion depuis lors, sauf pendant ses déplacements. C'était incroyable, comme cette danse intime leur avait fourni un mode de rapprochement.

Elle soupira. Autrefois, elle avait tellement envié son amie Gabrielle avec son psy de mari ! Mais maintenant, rien ne semblait plus beau que son propre couple. Un amour tout neuf comme celui d'Ivana avec son Bruce, cela pouvait paraître merveilleux – tout était si prometteur ! Cependant, les richesses d'un long passé commun ajoutaient tant de nuances à leur relation… Elle contempla avec tendresse un grand portrait photo de Peter sur son vélo, dans la réserve ornithologique près de leur maison de l'île de Ré. Ses cheveux emmêlés par le vent, ses yeux étrécis face au soleil, son air détendu, qu'elle aimait donc ce compagnon, son mari depuis 33 ans cette année !

Elle souhaita à Ivana une vie de couple aussi riche. La jeune femme avait tant gagné en maturité, en profondeur affective, en solidité… Son avenir avait toutes les chances d'être souriant, désormais. Plusieurs jeunes personnes lui revinrent en mémoire. Des hommes, des femmes qui avaient passé quelques années en thérapie, qui s'étaient ouverts. Certains lui avaient envoyé un faire-part de mariage ou de naissance, quelque temps après. Quelle chance d'exercer un tel métier ! Tous ces gens qui se laissaient toucher dans leur vie, qui touchaient la sienne, la faisant encore réfléchir, se remettre en question…

En bouclant sa valise qu'elle posa près de la porte, Mathilde se sentait pleinement heureuse. Le lendemain, elle partait en vacances.

Commentaire théorique : savoir finir et profiter des bénéfices

« *Les meilleures choses ont une fin* »… Certes, toutes les relations se terminent, ne fût-ce que par la mort de l'une des deux personnes concernées. Mais nous rêvons que nos amitiés, nos couples, durent jusqu'à cette séparation inéluctable. Être amis, amoureux, partenaires « à vie »… nous n'y arrivons pas toujours, mais c'est possible, heureusement. En revanche, la relation de psychothérapie est, elle, vouée à se terminer. Elle peut devenir forte, chargée de grandes émotions, mais elle a vocation à disparaître, au profit de relations dans la « vraie vie » qu'elle vise à faciliter.

Une belle fin

Prendre le temps nécessaire

Une psychothérapie qui se termine mal peut compromettre le travail effectué en amont, aussi est-il primordial de soigner cette dernière étape. Selon les patients et les praticiens, cela peut nécessiter une préparation plus ou moins longue.

235

Il n'est pas rare aujourd'hui, après une cure de plusieurs années, de se donner six mois (voire davantage) pour boucler, comme le font ici Ivana et Mathilde.

Durant cette phase, on ne vise généralement pas de nouveaux changements, mais plutôt à consolider ceux qui ont été mis en place et à préparer la suite.

Un retour

Un aspect intéressant consistera à passer en revue la relation thérapeutique et les moments importants, selon le point de vue de chacun. Car ce qui aura frappé le praticien n'est pas toujours ce que le patient aura estimé marquant – de même que les incidents jugés traumatisants par les parents ne sont pas toujours ceux qui resteront gravés dans la mémoire de l'enfant. En parler ensemble aide à boucler les interactions éventuellement blessantes ou frustrantes pour le patient (ou l'enfant), et de plus, découvrir ce qui a compté le plus pour l'autre partie est toujours instructif.

Après l'effort

Si la psychothérapie n'a pas duré très longtemps, ou n'a pas été fortement investie par le client, la phase de fin de la thérapie peut être assez courte – quelques séances, souvent. Mais quand on a travaillé ensemble 5, 7, voire 10 ans, il peut être désastreux de couper court. Comme lorsqu'on a pratiqué un sport de manière intensive : plus on a mis ses muscles à l'épreuve, plus il est nécessaire de passer par une phase de refroidissement progressif, au lieu de s'arrêter brutalement. Plus l'effort ou la thérapie auront été prolongés, plus il conviendra de prendre de temps pour en sortir.

236

Savoir lâcher

Ça peut mal finir…

Certains patients racontent que leur praticien ne voulait pas les laisser partir, leur trouvant sans cesse de nouvelles problématiques à traiter. Une telle attitude comporte plusieurs potentialités destructrices, surtout si elle reproduit une conduite parentale d'insatisfaction permanente ou de refus d'autonomisation.

En refusant d'arrêter la thérapie, on risque de saboter la confiance en soi du patient, puisque au lieu de confirmer pendant cette phase finale qu'il a réussi de bons changements, on lui communique qu'il ne va pas encore assez bien. Il est possible que le praticien ait besoin de garder ses patients, ou ce patient-là en particulier, parce qu'il(s) comble(nt) certains besoins dont il n'a pas conscience. Peut-être se sent-il inutile s'il n'a pas assez de monde à soigner ? Peut-être ce patient sur le point de partir a-t-il touché une faille particulière chez lui ? Peut-être même a-t-il une clientèle restreinte et répugne-t-il à perdre une partie de ses revenus ? En tout cas, il est primordial pour le psychopraticien d'être au clair autant que possible avec ses motivations, chaque fois qu'il est tenté de s'opposer à la fin d'une thérapie. Avec l'aide, éventuellement, de collègues ou de son superviseur, il doit vérifier si cette réticence est bien due au fait que le travail ne devrait pas être interrompu maintenant, plutôt qu'à un souci personnel.

Mais pas trop tôt

D'autres lâchent trop tôt, voire poussent la personne vers la sortie dès qu'elle va mieux.

On aurait pu imaginer qu'Ivana arrête peu après le travail sur sa mère. D'ailleurs, aucune séance dans les deux années et demie entre cette crise et la décision d'arrêter n'a été décrite ici, car cette période n'a pas été fertile en événements.

Ce type de travail lent de consolidation est généralement nécessaire, mais ne fournit pas un récit palpitant. La personne examine ses expériences récentes à la lumière de ses nouvelles décisions, teste de nouvelles façons de faire, vérifie ce qui lui convient…

> Si Mathilde avait encouragé Ivana à partir trop vite, la jeune femme aurait certes compris la plupart de ses problèmes, mais les changements n'auraient pas été enregistrés jusque dans les couches profondes de son psychisme, dans ses habitudes, jusque dans sa physiologie. Elle aurait risqué de retomber dans ses anciens fonctionnements, face à de nouvelles situations difficiles.

Retours de scénario (et bonds en avant !)

Quoi de plus réjouissant que de récupérer du temps libre, de ne plus dépenser chaque semaine pour la thérapie ? Certes… Mais la perspective de se passer des séances régulières peut aussi provoquer de l'angoisse. Certaines personnes présentent alors une recrudescence de symptômes, parfois les mêmes qu'au début, parfois d'inédits.

> Ainsi, Ivana avec ses maux de tête attire l'attention de sa psy, se fait peur elle-même (« un cancer ? »).
>
> Inversement, certains changements arrivent seulement à l'approche de la fin.
>
> Ce n'est peut-être pas un hasard si Ivana rencontre son Bruce pendant les six mois de la phase finale.

> Elle est vraiment prête, et avec l'échéance qui approche, c'est un peu comme si elle montrait à sa thérapeute qu'elle est maintenant capable d'aimer.

Il n'est pas si rare que les personnes en thérapie récoltent les principaux fruits de leur travail alors que la date de fin est fixée. C'est comme si la perspective d'une existence sans ce soutien leur donnait la liberté de vraiment s'approprier leur vie et leurs changements.

Préparer la suite

Aucune thérapie ne rend « parfait » (heureusement !). Il arrive même qu'on y mette un terme alors qu'il reste des choses que le thérapisant souhaite encore faire évoluer. On peut imaginer et planifier des options en cas de coup dur, pour se préparer à entretenir et appliquer les compétences acquises et ne pas (trop) craindre de « rechuter », regarder ensemble ce qui reste à résoudre, changer, comprendre. Un homme averti en vaut deux ! En ayant déjà réfléchi à ces domaines, on repérera plus facilement les moments de vulnérabilité et on pourra mettre à profit les épreuves de l'existence pour continuer à évoluer.

Un service après-vente

Certains préconisent actuellement[1], dans le cas des personnes *borderline*, d'offrir une sorte de service après-vente, afin d'éviter la coupure de relation, même bien préparée. C'est-à-dire qu'au moment de la fin, on propose

•••/

---

1. Voir l'ouvrage de Granger, B., et Karaklic, D., *Les borderlines*, Odile Jacob, 2012.

\•••

de rester à disposition en cas de besoin. On peut aussi recommander un ou des collègues si le thérapisant souhaite reprendre avec un autre praticien, ou si le thérapeute a pris sa retraite, est malade ou empêché.

Les changements d'Ivana

Voyons ce qu'a acquis Ivana en sept années de psychothérapie.

Des émotions mieux tolérées

Un des acquis les plus importants pour Ivana concerne la sphère émotionnelle. D'une part, elle réagit moins fort aux situations stressantes de la vie ; d'autre part, même quand elle ressent une forte émotion, elle peut la supporter. Avant sa thérapie, un ressenti intense la poussait à un « passage à l'acte » : elle devait partir, sortir, marcher, courir, crier, lancer des objets… C'était comme une cocotte-minute qui devait expulser de la vapeur.

Après sept années de thérapie (une durée souvent jugée moyenne pour une personnalité *borderline*), Ivana peut supporter des stress beaucoup plus importants sans être emportée par un maelström. Quand Jonas était bébé, ses cris lui étaient vite insupportables, elle finissait par crier à Jean : « *occupe-toi de lui ou je vais le jeter par la fenêtre !* ». Tandis qu'à présent, elle peut rester calme parmi l'agitation, par exemple quand ses élèves rendent la classe très bruyante.

L'intégration remplace le clivage

Au chapitre 12, Ivana donnait l'illustration d'une forme très marquée de clivage. Non seulement les personnes importantes, comme Sibylle ou Mathilde, passaient de « bonnes » à « mauvaises », mais son ex-compagnon et son frère jumeau portaient chacun un des pôles, l'un « bon », l'autre « mauvais ». De même, elle parlait de son père décédé en termes toujours idéalisés, tandis que sa mère lui semblait être une sorcière maléfique.

L'intégration de ces deux polarités permet à Ivana, en fin de thérapie, de porter sur elle-même et sur le monde un regard nuancé. Au lieu de voir en noir et blanc, elle a ajouté des nuances de gris. Sa mère lui semble certes toujours limitée dans ses capacités d'affection, mais dotée de certaines qualités qu'Ivana peut maintenant apprécier. Quand elle repense aux personnes de son passé, elle ne porte plus un jugement manichéen, tout bon/tout mauvais, mais décrit des aspects bénéfiques et d'autres douloureux. C'est avec Jean que ce changement est le plus frappant : au lieu d'être un monstre à ses yeux, ce dernier est redevenu un homme estimable. Les hommes dans leur ensemble, par ailleurs, ne lui semblent plus être nécessairement inquiétants et peu fiables – à la seule exception de son père qu'elle idéalisait de façon irréaliste (lui tout bon, les autres hommes tout mauvais). Ce qui lui permet de rencontrer Bruce sans prendre la fuite !

Des relations plus stables

Le clivage et la faible tolérance des émotions poussaient autrefois Ivana à interrompre impulsivement les relations avec les personnes importantes (ou bien les gens rompaient avec elle). Seules certaines relations moins investies pouvaient être maintenues, justement car moins investies : on est beaucoup moins affecté lorsqu'un collègue presque inconnu ne nous écoute pas, que si une amie proche nous inflige le même traitement.

Ivana, en fin de traitement, ne clive plus en tout ou rien, n'explose plus quand les choses se compliquent, ne se sent plus atrocement trahie quand l'autre la déçoit. Elle peut donc accepter une relation imparfaite, avec un(e) ami(e) non dénué(e) de défauts. Et comme elle est plus tolérante, les autres n'ont plus envie de se débarrasser d'elle.

La relation intime

Le fait qu'Ivana soit, en fin de ce parcours, attirée de nouveau par un homme n'est pas forcément un critère. Si elle avait été réellement homosexuelle, la guérison aurait consisté à pouvoir nouer une relation satisfaisante avec une femme, et bien vivre sa sexualité avec cette dernière. L'important ici est qu'Ivana retrouve du désir, de la vitalité et de la stabilité dans la relation intime.

L'exemple d'Ivana n'offre pas une explication représentative de l'homosexualité en général. Les théories actuelles ne rangent plus l'homosexualité dans les pathologies, et une orientation sexuelle vers les personnes de même sexe ou vers les personnes du sexe opposé ne trouve pas d'explication unique. La construction de notre identité sexuelle et de notre désir est une affaire complexe, encore mal élucidée. Mais on sait aujourd'hui que les personnes homosexuelles ou hétérosexuelles peuvent être également équilibrées ou non.

En revanche, chez les personnes souffrant de troubles de type *borderline* comme Ivana, une certaine confusion dans le domaine sexuel est courante. On trouve souvent une recherche un peu frénétique de contact rassurant – peu importe, parfois, qu'il s'agisse d'un homme ou d'une femme, du moment qu'on est désiré. Au fur et à mesure qu'Ivana a construit son identité, et appris à se connaître et à savoir ce qu'ELLE voulait, elle a réalisé qu'elle n'éprouvait pas d'attirance particulière pour les femmes.

Conclusion

La fin d'un parcours en psychothérapie est un moment émouvant, le couronnement du travail, en quelque sorte. Il convient d'y apporter du soin afin que les fruits cultivés au long des années soient pleinement récoltés. Certains de ces fruits ne semblent pas encore mûrs, on se demande s'il est bien indiqué d'arrêter – souvent ils mûrissent en fait à grande vitesse, une fois la date de fin décidée ensemble. D'autres se développaient bien cachés sous les feuilles, ils apparaissent un peu par surprise, et la personne les découvre au cours des dernières séances – voire après. De toute façon, d'autres fruits continuent d'arriver à maturité au fil du temps, après la thérapie, sur l'arbre bien soigné. Comme dit le proverbe chinois, « *Quand quelqu'un a faim, donne-lui un poisson, mais surtout, apprends-lui à pêcher* ». En principe, après une bonne psychothérapie, on sait pêcher !

Quelque part sur l'île de Ré

Août 2011

Peter mit fin à sa discussion avec le maraîcher et Mathilde lui prit le bras en souriant. Elle adorait le voir discuter avec les commerçants, au marché d'Ars-en-Ré. En vacances, détendu, il se liait si facilement, personne ne résistait à son charme spontané.

Depuis quelques années leur relation ne cessait de s'approfondir, ils étaient de mieux en mieux ensemble. Peut-être était-ce lié au fait d'être grands-parents ? La fille de Thomas était née en septembre dernier, et le jeune couple confiait volontiers le bébé à Mathilde et Peter pour sortir le soir. Émerveillés par le moindre de ses gazouillis, ces derniers retrouvaient leurs joies de jeunes parents, sur un mode plus léger. Quel plaisir de ne pas être responsables de l'éducation d'un enfant ! Pouvoir seulement s'en occuper du mieux possible au présent, et profiter de l'instant…

Il y avait aussi le tango. Quatre années de cours avaient fait de Mathilde et Peter d'assez bons *tangueros*, ils sortaient chaque semaine danser dans divers lieux parisiens. Apprendre ensemble une danse qui impliquait tant le corps les avait vraiment aidés à se redécouvrir. Leurs opinions divergentes pendant les cours leur avaient valu aussi quelques bonnes disputes, mais cela pouvait contribuer à revitaliser une relation !

Au moment où elle posait son sac de courses dans le panier de la bicyclette, Mathilde aperçut une silhouette familière dans son champ de vision. Ce rire, cette façon de rejeter ses cheveux en arrière… C'était Ivana ! Elle marchait entre un beau quadragénaire et un grand jeune homme barbu qui tenait une jolie jeune femme par la taille. Et elle tenait… une poussette ?

Pendant qu'elle l'étudiait, intriguée, Ivana tourna la tête vers elle et la reconnut aussi. Son visage s'éclaira, elle poussa une petite exclamation et confia la poussette à son compagnon avant de courir vers Mathilde. Dans un élan spontané, elle la prit par les épaules et l'embrassa.

— Ce que ça me fait plaisir de vous voir !

— Moi aussi, ça me fait plaisir, Ivana, répondit Mathilde avec chaleur.

Le reste du groupe s'était approché, intrigué. Mathilde laissa l'initiative à son ex-patiente, puisqu'il n'était pas question pour elle de révéler la nature de leur relation passée – confidentialité oblige ! Mais Ivana ne s'embarrassait pas de telles préoccupations. Elle fit spontanément les présentations.

— Bruce, chéri, c'est Mathilde, mon ancienne psy, dont je t'ai tellement parlé ! Mathilde, voici Jonas, mon fils, et sa fiancée, Aziza. Quant à cette petite merveille…

Elle se tourna vers la poussette où un joli bébé suivait la scène d'un air très éveillé.

— C'est Lola, ma fille – enfin, NOTRE fille, à Bruce et moi. Une petite surprise de la quarantaine, un cadeau inespéré. Nous l'adorons tous !

Et en effet, les quatre adultes contemplaient l'enfant amoureusement. La petite semblait parfaitement à son aise sous ces regards. Mathilde sentit son cœur se remplir de joie, et une larme lui monta aux yeux. Comme les autres regardaient Peter d'un air appuyé, elle le présenta à son tour :

— Mon mari, Peter.

— Enchanté.

Il leur serra la main à tous, en échangeant avec Bruce quelques propos anodins sur l'île de Ré. Mathilde eut l'impression que son léger accent américain ne passait pas inaperçu pour Ivana. Elle le fixait avec de grands yeux, le souffle plus court, les joues colorées. Finalement, la jeune femme commenta :

— C'est drôle, vous me rappelez mon père… Comme Mathilde a été ma seconde mère… ça me fait plaisir.

Encore quelques souhaits pour les vacances, et les deux groupes se séparèrent. Mathilde avait les mains tremblantes en défaisant son antivol. Peter s'en aperçut, il posa une main sur son épaule.

— Tu t'attaches vraiment à tes patients, toi…

Au lieu de répondre, elle hocha la tête en laissant couler quelques larmes. Il la prit dans ses bras.

— Elle a l'air d'aller bien. Tu es contente ?

— Heureuse, même. Très heureuse.

— Tu as fait du bon boulot ! Allez, on rentre ?

— On rentre.

Ils pédalèrent tranquillement jusqu'au village des *Portes*. La piste cyclable parut particulièrement belle à Mathilde, ce dimanche-là. Les marais salants, les oiseaux, tout semblait plus coloré que d'habitude. La vie était belle.

Commentaire théorique : en dehors de la thérapie

La psychothérapie se passe dans un cadre bien défini, cabinet privé ou autre lieu bien protégé, intime. Mais parfois, une rencontre se produit en dehors, au supermarché, au théâtre… Ou bien après la fin du travail, comme ici. Les règles ne sont alors pas aussi claires, mais le praticien continue de préserver le secret professionnel.

En dehors dans l'espace

Rencontrer un patient, ou un ex-patient, est souvent vécu comme un peu gênant par le praticien. Doit-il, peut-il le saluer ? Surtout s'il est en compagnie, comment présenter cette personne ?

Pas question d'annoncer à son conjoint « *Voici Ivana, une ancienne patiente* » !

Ce serait trahir le secret professionnel. C'est pourquoi le psy s'abstient souvent de prendre l'initiative. Si le patient veut le saluer, annoncer la nature de leur relation, libre à lui. Mais le psychopraticien a un devoir de réserve – autant ne pas le prendre en mauvaise part !

En dehors dans le temps

Le plus souvent, après la fin de la psychothérapie, il n'y a plus aucun contact entre le psy et le client. C'est assez frustrant, nous aimerions savoir ce que deviennent ces personnes dont nous avons suivi la vie de si près. Mais la relation thérapeutique est vouée à se terminer, comme nous l'avons vu au chapitre 32. Nous ne pouvons qu'espérer qu'elles vivent de belles vies, sans nous.

Et parfois nous avons droit à un faire-part de mariage ou de naissance. Encore plus rarement, il peut se produire une rencontre comme celle imaginée ici entre Ivana et Mathilde. Savoir que la personne que nous avons accompagnée va bien : quel cadeau !

Bibliographie

BATEMAN, A., FONAGY, P., *Mentalization-Based Treatment for Borderline Personality Disorder*, 2006, Oxford University Press.

BRÉCARD, F., HAWKES, L., *Le grand livre de l'analyse transactionnelle*, 2008, Eyrolles.

CHARRIER, P., HIRSCHELMANN-AMBROSI, A., *Les états-limites*, 2006, Armand Colin.

CORNELL W.F., La pose du décor pour la thérapie : les premières séances, *Actualités en Analyse Transactionnelle*, 6, 44, 1987, pp. 148-155.

CORNELL W.F. et OLIO K.A., La dimension affective du traitement d'abus corporels subis dans l'enfance, *Actualités en Analyse Transactionnelle*, 6, 72, 1994, pp. 179-192.

CYRULNIK, B., « La rencontre amoureuse », *Psychomédias*, janvier-février 2012, n° 33, p.13-24.

DIVAC-JOVANOVIC, M., et RADOJKOVIC, S., Le traitement des phénomènes borderline, indépendamment des catégories diagnostiques, *Actualités en Analyse Transactionnelle*, 6, 45, 1988, pp. 14-22.

FONAGY, P., GERGELY, G., JURIST E.L., TARGET, M., *Affect Regulation, Mentalization, and the Development of the Self*, 2003, Karnac Books.

FOURCADE, J.M., *Les personnalités limites – tous borderline ?*, 2011, Eyrolles.

GUÉDENEY, N. et GUÉDENEY, A., *L'attachement : approche théorique. Du bébé à la personne âgée* (préface Boris Cyrulnik), Elsevier Masson, Paris, 2009.

GRANGER, B., et KARAKLIC, D., *Les borderlines*, 2012, Odile Jacob.

HAWKES, L.,
Le cours de notre vie, l'analyse transactionnelle aujourd'hui, 2007, La Méridienne-Desclée de Brouwer.
Une pensée qui contient : A.T. et mentalisation, *Actualités en Analyse Transactionnelle*, 6, 134, 2010, pp. 24-41.
La peur de l'autre, 2011, Eyrolles.

LINEHAN, M., *Traitement cognitivo-comportemental du trouble de personnalité état-limite*, 2000, Éditions Médecine et Hygiène.

MARC, E., *Le guide pratique des nouvelles thérapies*, 1998, Retz.

MARTY, P.,
Les mouvements individuels de vie et de mort, 1976, Payot.
L'ordre psychosomatique, 1980, Payot.
Mentalisation et psychosomatique, 1991, Les empêcheurs de penser en rond.

McDOUGALL, J., *Éros aux mille et un visages*, 1996, Gallimard.

McNEEL J. R., L'interview du parent, *Actualités en Analyse Transactionnelle*, 6, 1978, pp. 78-85, ou *Classiques de l'AT*, 1, pp. 56-63.

PIAGET, J., INHELDER, B., *La psychologie de l'enfant*, 2011 (orig.1966), PUF poche.

ROUSSILLON, R., CHABERT, C., CICCONE, A., FERRANT GEORGIEFF, N., ROMAN, P., *Manuel de psychologie et de psychopathologie clinique générale*, 2007, Masson.

SEGAL, H., *Introduction à l'œuvre de Melanie Klein*, 1969, PUF.

TOMASELLA, S.,
Le surmoi, 2009, Eyrolles.
Le sentiment d'abandon, 2010, Eyrolles.

Pour se procurer les articles de la revue *Actualités en Analyse Transactionnelle*, le plus simple est d'aller sur le site des Éditions d'Analyse Transactionnelle, www.editionsat.fr.

Composé par Sandrine Rénier

N° d'éditeur : 4531

Dépôt légal : septembre 2012
Imprimé en Allemagne par BoD